運動指導・セラピーの現場で
すぐに役立つ

足部・足関節のキホンとケア

コマチクリニック 院長 整形外科医
新井 圭三 監修

理学療法士
永木 和載 著

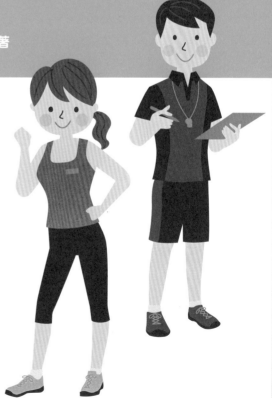

秀和システム

推薦のことば

　人間は、頭に司令部としての脳を持ち、動力源の諸臓器を躯幹に支えながら、足部は立ち、歩き、走り、跳ぶなどの活動をしています。その足部のタフで重要な価値を生み出している「神の匠」とも言うべき働きの仕組みと扱い方を本書は分かりやすく解いています。

　欧米には足病医という職業が確立している国もありますが、西洋の模倣から始まった我が国の靴の文化では、足部の役割はまだ健康を担う大切な器官として一般の方々に浸透しているとは言えません。それ故に靴によるトラブルに関しても、専門的立場の人がクライアントに間違った認識を抱かせる場合も見受けられます。

　正しい根拠のないコンサルタントの場当たり的な対応は、「なんちゃって〇〇士」の横行となり、医療、福祉の質を低下させかねません。

　新進気鋭の理学療法士である著者は極めて視野が広い科学者であり、実践と結びついた医科学的視野から、この道に勤しむ方々に正しい指導の在り方を示そうという熱意に溢れています。

　本書に込められた著者の思いと緻密な情報が、正確さを伴って皆様に伝わり、お役に立つことを確信しております。

2020年3月

医療法人緑陽会　コマチクリニック　院長

整形外科医　新井圭三

はじめに

　ピラティスやヨガ、太極拳など、世の中にはさまざまなボディワークがあります。先日、ピラティスを指導しているインストラクターの友人から、次のような相談を受けました。

　「未熟なインストラクターは、からだをうまく動かせないクライアントに対して、決まったパターンの指導をする傾向がある。つまり、うまく動かせない原因を分析することが苦手なため、理想的とされる『動きや姿勢の型』にこだわり、クライアントを型にはめ込もうとする。どうすれば原因を分析できる技術を身につけることができるだろうか……」

　「からだをうまく動かせない原因を分析できる技術を身につけたい」というニーズが増えているのでしょうか。たしかに、以前に比べるとインストラクターを対象とした「解剖学」のセミナーを目にすることが増えている印象があります。解剖学に対する関心が高まっている背景には、このような課題を実感し、克服したいと思うインストラクターの方々が増えているからかもしれません。

　高齢化が進み、健康寿命の延伸が国の重要政策の一つに位置づけられる今こそ、医学的に正しい知識と技術をもったインストラクターやトレーナー、セラピストの活躍が期待されます。そこで、インストラクター、トレーナー、セラピストのスキルアップのためのシリーズとして、第一弾の「足」を上梓するに至りました。

　ところで、解剖学を一から学ぶことは、大変根気がいります。勉強をはじめても、専門用語の大津波が押し流され、頭の中がパニックになることも少なくありません。そこで本書は、専門用語の大津波に押し流されることなく、大量の情報をインプットすることができるように、以下の4章で構成することとしました。

第1章は、クライアントのリスクにつながる情報を紹介しました。足に対してどんな操作を加えてはいけないのか、足がどんな状態になると良くないのかなど、クライアントのリスクにつながる情報を優先的に学ぶことで、最短で解剖学の知識を指導場面に活かすことができます。

　第2章では、足に触れて、安全にケアする技術を紹介しました。やはり、本を読んで学ぶだけでは、知識は定着しません。実際にからだを観て、触れて、動かすことで知識の定着は進みます。そこで各ケアに動画を設け、わかりやすさを追求しました。ぜひ動画を見返していただき、安全で効果的な足のケア技術を習得してください。

　第3章では、解剖学の話とは一転変わって、靴（くつ）に関する情報を紹介しました。実は、こどもの靴のサイズ不良による足やからだのトラブルが昨今増加傾向にあります。インストラクターの皆さまが、こどもの足や靴に関して正しい知識を持って指導ができるように、靴にまつわる現状の課題から靴のフィッティングのポイントまで、幅広く紹介しました。

　第4章は、足の関節運動や足のアーチ機能といった、足の動きに関する情報を紹介しました。足の動きを観察し、指導する上で何を考えるべきなのか、どうすれば足の機能を高めることができるのか、解剖学と関節運動学を交えたさまざまな情報を紹介しています。第1章から第3章の内容とリンクする話もありますので、それらの章を照らし合わせながらお読みください。

　本書が、スキルアップを目指すインストラクター、トレーナー、セラピストの皆さまの思考と行動を変える一冊となりますことを、切に願っております。

2020年3月
理学療法士　永木和載

contents

第1章 足に関する8つのリスク

第2章 理学療法士が勧める足のケア

本書専用動画サイトの紹介

　本書の内容の一部について、動画で解説したWebページを用意しています。本書の第1章、第2章に掲載されている写真には、一部、QRコードが表示されています。QRコードを読み込むとWebページにつながり、評価やケアを動画で確認することができます。本書の解説とあわせて動画を視聴することで知識と技術が高まりますので、ぜひご活用ください。

https://future-technix.site/books/2020foot/index.html

【Webページの動画一覧】

第1章　足に関する8つのリスク

1-4	腱と靱帯は強引に伸ばさない
1-8	足趾を強引に反らさない

第2章　理学療法士が勧める足のケア

2-1	足趾を暖めるケア
2-2	足趾を動かすケア
2-3	ふくらはぎの柔軟性を高めるケア
2-4	足関節の可動性を高めるケア（後面）
2-5	足関節の可動性を高めるケア（前面）
2-6	扁平足の骨配列を整えるケア
2-7-1	足部アーチトレーニングⅠ（内在筋）
2-7-2	足部アーチトレーニングⅡ（内在筋）
2-7-3	足部アーチトレーニングⅢ（内在筋）
2-8-1	足部アーチトレーニングⅣ（外在筋）
2-8-2	足部アーチトレーニングⅤ（外在筋）
2-9	扁平足用テープ
2-10	外反母趾用テープ
2-11	ハイアーチ用テープ

※Webページおよび動画は著者が独自に公開するものです。また、内容は予告なく変更することがあります。

10

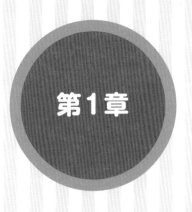

第1章

足に関する8つのリスク

本章では、足に関するリスクを紹介します。足に対して、どんな操作を加えてはいけないか、足がどんな状態になると良くないのかなど、クライアントのリスクにつながる情報を学ぶことで、解剖学の知識をすぐに指導場面に活かすことができます。現場のクライアントを想像しながら、してはいけないリスクを学びましょう。

リスクを知ることの大切さ

無意識にクライアントを傷つけないために

➕ ハウツーを学ぶ前に

　本章では、足に関するリスクを紹介します。リスクについて学ぶことは、とても大切なことです。なぜならリスクを知らないと、無意識にクライアントのからだを傷つけてしまう場合があるからです。

　自分の想いとは裏腹に、指導をすればするほど、クライアントのからだが悪くなる……。こんなに辛いことはないですよね。ですから、足について学ぶ際には、「こうした方が良い」というハウツーを学ぶ前に、まず足に関するリスクを学んでいただきたいのです。

　これから紹介する足の話には、専門用語があり、難しく感じる部分もあるかもしれません。ですが、最短で解剖学の知識を指導場面に活かすためには、クライアントのリスクにつながる情報を優先的に学ぶことはとても大切です。ぜひ何度か読み返していただき、確実にインプットしてください。

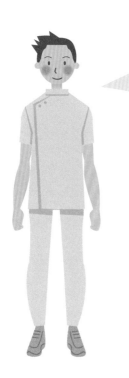

ハウツー（テクニック）を学ぶ際は、手の触れ方や動かし方だけでなく、「どのような仕組みで効果が出るのか」という理屈や、リスクの存在について考えることがとても大切です。

COLUMN ＜実録＞筆者の失敗談

　　足のリスクに関する知識が不十分だったために起こった、私の失敗談を紹介します。

　　クライアントは、糖尿病にかかった70代の男性でした。病気の影響で足の先端が痺れ、歩くときにはつま先が反り上がった状態でした。そのため、歩き方が不安定で、転倒の危険性がありました。

　　当時、新人理学療法士としてリハビリを担当していた私は、「安定して歩くためには、つま先が地につかないといけない」と考え、固くなった足首と足趾*の柔軟性を高めるケアを一生懸命に行いました。その結果、固くなった足首と足趾の柔軟性は高まり、男性は足の先端を地面につけて歩くことができました。

　　「あぁ良かった。これで転倒せず安全に歩くことができるぞ」と安心したのもつかの間、男性は足の痺れを強く訴え、足のケアをする前よりもより不安定な歩き方をするようになりました。幸い男性の足の痺れは、安静後15分程度で元の状態に戻りました。

　　これは、足のリスクを知らなかったために生じた大失敗です。足趾の周囲には細い神経が存在しており、糖尿病の方に対して足趾を過度に動かすと神経を傷つける可能性があることを意識していれば防げたことです。私と同じ過ちを繰り返さないよう、リスクを知る大切さを意識していただければと思います。

*足のゆびのことを、専門用語で**足趾**といいます。親指は**母趾**小指は**小趾**といいます。以下、本書ではこの記述で統一します。

ま と め

①足のケアは、ハウツーより先に「してはいけないこと」を学ぶ。
②足に関するリスクを知らないと、クライアントのからだを傷つける場合がある。

血管が通る部分は強く押さない

血管の存在を意識していますか？

➕ 血管の大切な役割

ボディワークをクライアントに指導するときに、皆さまは血管の存在を意識していますか？ 血管の存在を意識することは、様式を問わずとても大切なことです。

私たちのからだを構成する細胞は、酸素が不足すると死滅します。また、からだの中が酸性化しても、細胞は死滅します。だから、私たちは息を吸って、酸素を体内に取り込み、息を吐いて二酸化炭素を体外に排出するわけです。

息を吸って体内に取り込んだ酸素は、動脈を通じて、からだのすみずみの細胞に届けられます。また、静脈を通じて、二酸化炭素は肺に届けられ、体外に排出されます。

➕ 血管を細くしない

ですから、血管（動脈と静脈）が細くなったり、ふさがったりすることは、からだに望ましくないことです。逆に、血管を拡げたり、血管の数を増やすことは、からだにとって望ましいことといえます。

ボディワークの際は、血管が拡張する工夫（例：室温を高める、ウォーミングアップの時間を設けるなど）を意識しましょう。また、ふくらはぎや足に触れる際には、足の血管が存在する部分を強く押さえないようにしましょう。

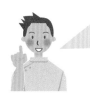

酸素と栄養は、動脈を通り細胞に届けられます。また、細胞から出た二酸化炭素と老廃物は、静脈により心臓、そして肺へ運ばれます。その他、血管を通る血液の中には免疫細胞やホルモンなども流れます。からだの健康にとって、血液と血管はとても重要な役割を担っています。

足の血管

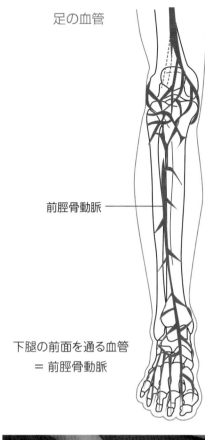

前脛骨動脈

下腿の前面を通る血管
＝ 前脛骨動脈

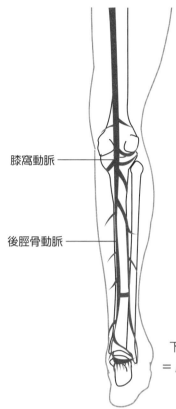

膝窩動脈

後脛骨動脈

下腿の後面を通る血管
＝ 膝窩動脈と後脛骨動脈

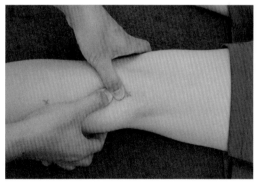

膝の裏を強く押さえない

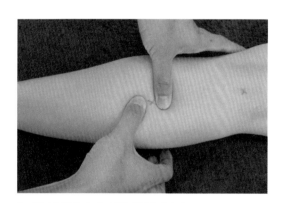

ふくらはぎの中央を強く押さえない

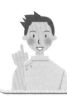

膝の真後ろには**膝窩動脈**（しつかどうみゃく）があります。また、ふくらはぎの中央には**後脛骨動脈**（こうけいこつどうみゃく）があります。どちらも、足への血液供給において大変重要な血管です。

膝の裏やふくらはぎの中央を強く圧迫すると、一過性に血流障害が生じる可能性があります。また、糖尿病や高血圧症などに罹患している方は、血管が非常に脆弱になっています。

過度な圧迫により、血管損傷が生じる可能性も否定できません。

膝の裏やふくらはぎの中央部分は、決して強く押さえないようにしましょう。

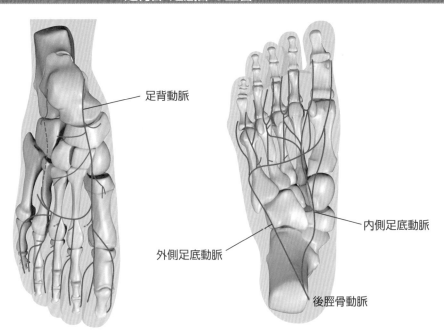

足背動脈

内側足底動脈

外側足底動脈

後脛骨動脈

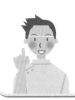
前脛骨動脈は、足背部に血液を供給する**足背動脈**（そくはいどうみゃく）になり、足のゆび先に血液を供給します。**後脛骨動脈**は、足底部に血液を供給する**内側足底動脈**（ないそくそくていどうみゃく）と**外側足底動脈**（がいそくそくていどうみゃく）に分枝し、足のゆび先に血液を供給します。どちらも足のゆび先に血液を供給するための重要な血管です。

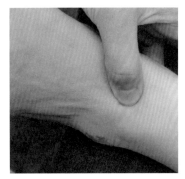
足首（前面）の中央は
強く押さえない

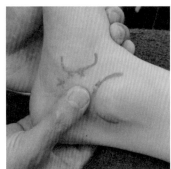
内くるぶしの下は
強く押さえない

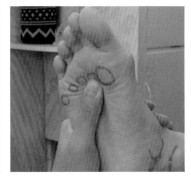
足の裏（中足骨頭）付近は
強く押さえない

足首（前面）の中央は**足背動脈**が通過するため、強く押さえてはいけません。また、内くるぶし（内果）の下側は**後脛骨動脈**が通過するため、強く押さえてはいけません。足の裏側の中足骨頭付近では、内側と外側の**足底動脈**が吻合（ふんごう）し、血管が豊富に存在するため、強く押さえてはいけません。

なぜ、お風呂に入ると筋肉は緩むのか？

　筋肉は、からだのエネルギー源であるATP（アデノシン三リン酸）を使うことで収縮します。意外と知られていないのですが、筋肉が弛緩するときにも、からだはATPを使います。

　亡くなった方のからだの筋肉が固くなる「死後硬直」という現象があります。亡くなると体内にあるATPが不足します。新たなATPを作り出すことができないため、次第にATPが枯渇します。すると、収縮した筋肉が弛緩できなくなり、からだが硬直します。これが死後硬直のしくみです。

　ところで、ATPを生み出す原材料は何でしょう？　それは酸素です。動脈を通じて酸素が細胞に運ばれ、細胞内にあるミトコンドリアでATPが作られます。ミトコンドリアはいわば「エネルギー産生工場」です。

　お風呂に入ると筋肉が緩むのは、血管が拡張し、からだのすみずみまで酸素が運ばれ、ATPが生み出されやすくなるからです。からだにとって、酸素と血管がとても大切な存在であることがわかります。

まとめ

①からだの細胞に必要な酸素は、動脈を通じて全身に運ばれる。
②からだの細胞に不要な二酸化炭素は、静脈を通じて運ばれる。
③血管を細くすること、ふさぐことは、からだにとって望ましくない。
④血管を拡げること、数を増やすことは、からだにとても望ましい。

神経が通る部分も 強く押さない

血管と同様に、神経の存在も意識しよう

➕ そこ痛いのですが……

　足の裏を強く押さえられて、痛い思いをした経験はありますか？　「痛いのは、からだに悪い部分があるからです」などという説明はよく聞きます。

　はたして、本当に「からだに悪い部分があるから」痛いのでしょうか？　可能性は否定できないかもしれません。しかし、解剖学に基づいて「足の裏を押さえて痛い」という現象を考察すると、足の裏にある「神経」が強く圧迫されたことが一つの可能性として考えられます。

➕ 経と痛みとの関係

　足の内くるぶしの下側や裏側には、足の神経が豊富に存在します。この神経を強く押さえると「痛み」を強く感じます。また場合によっては、足の神経に傷がつき、神経に電気信号が上手く流れなくなり、足の感覚が鈍くなり、足の筋肉に力が入らないという怖いことも起こります。

➕ 足の裏に触れる際の注意点

　ボディワークの際は、指導する体勢やからだの動きが神経にストレスを加えていないかを意識しましょう。また、足に裏を触れる際には、足の血管と同様に、足の神経が存在する場所を強く押さえないようにしましょう。

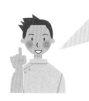

ジンジン、ズキズキする痛みは、**C線維**という神経により脳に伝わります。C線維の先端には**侵害受容器**というセンサーがついており、熱刺激や機械的刺激、化学的刺激に反応します。神経を強く圧迫すると、圧迫という機械的刺激と、血流障害に伴う化学的刺激により、神経は痛みを感知します。

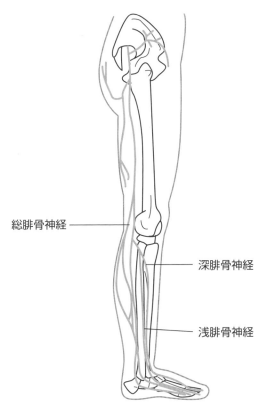 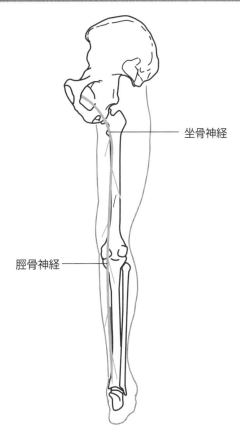

総腓骨神経

深腓骨神経

浅腓骨神経

坐骨神経

脛骨神経

足の前面と側面を通る神経
＝浅腓骨神経と深腓骨神経

膝裏と足の後面を通る神経
＝脛骨神経

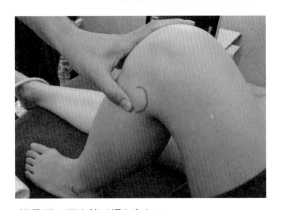 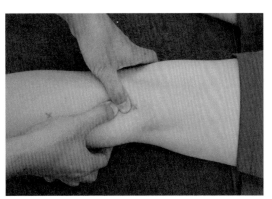

腓骨頭の下を強く押さえない

膝の裏を強く押さえない

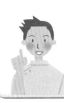
足の前面と側面には、**総腓骨神経**（そうひこつしんけい）から分枝する**浅腓骨神経**（せんひこつしんけい）と**深腓骨神経**（しんひこつしんけい）があります。総腓骨神経は膝の外側にある骨である、腓骨の先端にある**腓骨頭**（ひこつとう）という部分の下を通過します。そのため、写真左のように、腓骨頭の下を強く押さえてはいけません。また、膝の裏やふくらはぎの中央部分には**脛骨神経**が通過するため、血管のときと同様に強く押さえてはいけません。

内くるぶしの下にある
「足根管」

足の底側面を通る神経
内側足底神経と外側足底神経

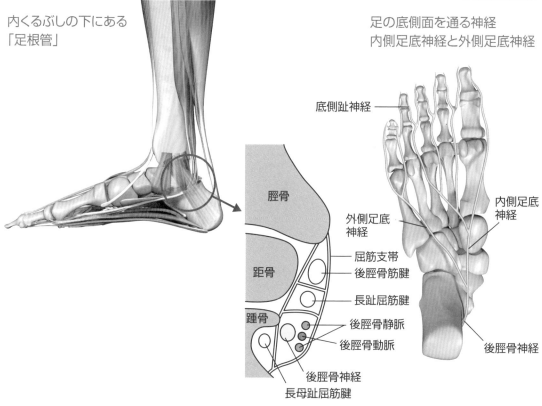

底側趾神経

腓骨

距骨

踵骨

外側足底
神経

屈筋支帯
後脛骨筋腱

長趾屈筋腱

後脛骨静脈
後脛骨動脈

後脛骨神経
長母趾屈筋腱

内側足底
神経

後脛骨神経

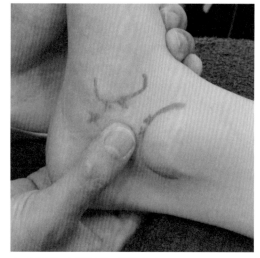
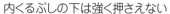

内くるぶしの下は強く押さえない

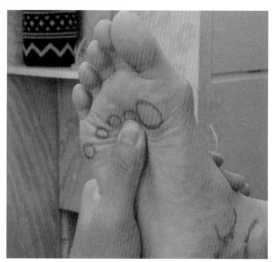

足の裏（中足骨頭）付近は強く押さえない

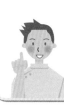

内くるぶしの下には、後脛骨動脈に加えて、**後脛骨神経**も通過します。この通過部分は**足根管**（そっこんかん）とよばれ、血管と神経が集合したとてもデリケートな部位です。そのため、内くるぶしの下を強く押さえるのは大変危険です。また、足の裏（中足骨頭）付近には、**内側足底神経**と**外側足底神経**が集合し、足のゆび先にのびる**底側趾神経**（ていそくししんけい）が存在します。血管のときと同様、足の裏（中足骨頭）付近は強く押さえてはいけません。

痺れは、虚血による神経障害

　長時間正坐をすると、次第に足の感覚が鈍くなり、じんじんと痺れます。この現象は、ふくらはぎにある血管（動脈）が圧迫され、神経の細胞に必要な酸素が届かないことで生じます。

　このように、血管が圧迫され、細胞に必要な酸素が届かない状態を**虚血**（きょけつ）といいます。そのため、じんじん痺れる、感覚が鈍いなどの神経症状に対しては、神経への血液の供給を増やす治療（薬や注射）などが行われます。

正坐の痺れは、神経に対する圧迫と虚血で生じています。

ま と め

①足には、さまざまな部分に神経が存在する。
②神経が強く圧迫されると「痛み」を感じる。
③神経を強く圧迫するケアは、からだに良くない。
④足をケアする際は、神経の存在を意識する。

腱と靭帯は強引に伸ばさない

腱と靭帯は、ほとんど伸びない

➕ アキレス腱って伸びるの？

　それでは、アキレス腱（けん）を伸ばしましょう——。スポーツ現場でよく聞く言葉です。インストラクターの皆さまも、ボディワーク前のウォーミングアップの際によく使う言葉かもしれません。

　そもそも腱（けん）と靭帯（じんたい）は、どのくらい伸びるのでしょう？　実はどちらも、基本的にはほとんど伸びないと考えられています。

　たとえば靭帯は、断裂する直前まで伸ばしても、当初の長さの20％程度しか伸びないといわれています。1cmの長さの靭帯を断裂ギリギリまで伸ばしたところで、2mm程度しか伸びないということです。

➕ 腱は靭帯よりも伸びない

　腱を構成するコラーゲン線維束（せんいそく）は靭帯と比べて太いことから、腱は靭帯より伸びにくく、伸張率は元の長さの20％以下と考えられています。つまり「アキレス腱を伸ばしましょう」といっても、元の長さの20％以下しか伸びておらず、「靭帯を伸ばしてしまった」という状態は、靭帯が断裂している可能性が高いと考えられます。アキレス腱も靭帯も、イメージより実際はあまり伸びない組織なのです。

➕ 腱と靭帯を傷つけないために

　ボディワークの際は、足のアキレス腱や靭帯が生理的範囲以上に伸ばされ、ストレスを受けていないかを意識しましょう。とくにアキレス腱を伸張するストレッチを指導する際は、伸張度合いに注意し、アキレス腱を傷つけないようにしましょう。

「アキレス腱のストレッチ」の動態観察

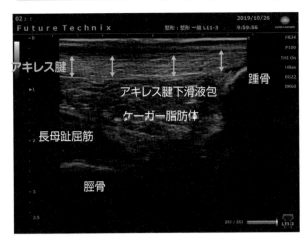

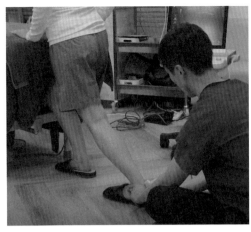

いわゆる「アキレス腱のストレッチ」の運動において、アキレス腱が実際どの程度伸びるのかを、エコーで観察してみました。

動態①ケーガ脂肪体の厚さ変化

参考動画

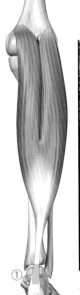

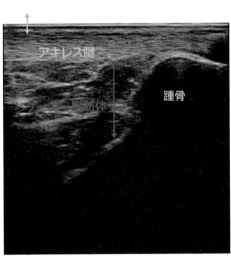
ストレッチ前

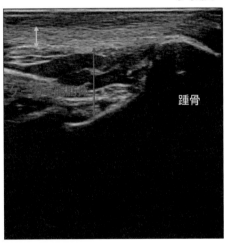
ストレッチ後

①のアキレス腱下部では、ストレッチに伴い、アキレス腱の深部に位置する脂肪組織（**ケーガ脂肪体**）の厚さが減少する様子が観察できました。一方、アキレス腱実質部分には、目立った様子は観察できませんでした。この結果から、「アキレス腱のストレッチ」という運動では、ケーガー脂肪体の柔軟性が求められることがわかります。

参考動画

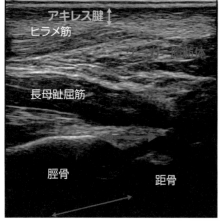

ストレッチ前

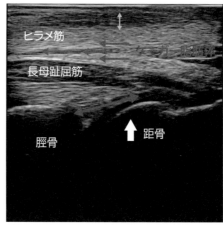

ストレッチ後

②

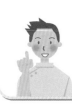

アキレス腱上部では、ストレッチに伴い、組織の厚さが減少し、ヒラメ筋と長母趾屈筋は両筋ともに伸張され、筋間で滑走する様子も観察できました。さらに、距骨の動きにより、距腿関節後面に付着する関節包が伸張される様子も観察できました。一方、アキレス腱実質部分には、目立った様子は観察できませんでした。

この結果より、この運動は筋の伸張性や滑走性、あるいは関節包の伸張性など、深部の組織にさまざまな動きが必要であることがわかります。

歪み・応力曲線

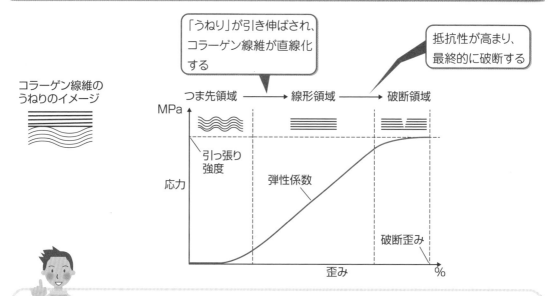

靭帯は、断裂する直前まで伸ばしても、当初の長さの20%程度しか伸びません。

STEP UP! 捻挫がクセになるって、どういうこと？

　靭帯と腱は、皮膚や筋肉と比べると血管が多くありません。体内の組織が損傷すると、血管を通じて損傷部位にさまざまな物質が飛んでき、傷の修復作業が始まります。血管が少ないということは、傷の修復が効率よく進まないことを意味します。

　そのため、重度の損傷が生じた場合は、元の状態に治りきらないことも少なくありません。関節を安定させる役割をもつ靭帯の強度が低下すると、関節が不安定になります。クセになるほど捻挫を繰り返している状態とは、靭帯の強度が著しく低下している状態と考えられるため注意が必要です。

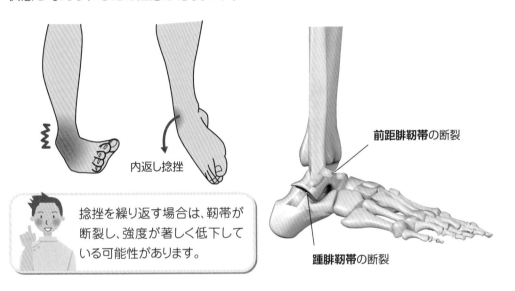

内返し捻挫

捻挫を繰り返す場合は、靭帯が断裂し、強度が著しく低下している可能性があります。

前距腓靭帯の断裂

踵腓靭帯の断裂

まとめ

①腱も靭帯も、基本的にはあまり伸びない。

②腱と靭帯を強引に引っ張ると、切れてしまう。

③腱と靭帯は血管が少なく、修復が進みにくい。

④足をケアする際は、腱と靭帯を強く引っ張らないようにする。

1⁵ 腱と靭帯の付着部は強く押さない

エンテーシスを知っていますか？

➕ つなぎ目は破損しやすい

　コンセントのプラグとケーブルのつなぎ目が破損しやすいことはご存じでしょう。コンセントのプラグとケーブルのつなぎ目は、固いプラグと柔らかいケーブルという異なる強度をもつ物質の接合部です。しかも、折れ曲がったり伸ばされたりとさまざまなストレスを受けます。

　そのため、コンセントのつなぎ目には破損が生じやすく、多くのコンセントでつなぎ目の補強がなされています。

　実は、このコンセントのプラグとケーブルの関係は、骨と腱、靭帯の関係とよく似ています。まず、固い骨と（骨と比べて）柔らかい腱や靭帯のように、隣接する物質の強度が異なる点です。また、さまざまなストレスを受ける点などもそっくりです。そのため、腱、靭帯が骨に付着する部分は、損傷が生じやすい部分と考えられています。この腱、靭帯の付着部のことを**エンテーシス**といいます。

➕ つなぎ目を破損しないために

　ボディワークの際は、無理な姿勢や運動を強要し、エンテーシス部分にストレスを加えていないかを意識しましょう。もちろん足をケアする際には、エンテーシス部分は強く押さえないように注意しましょう。

足にあるエンテーシス①

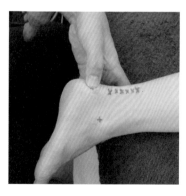

①アキレス腱 踵骨付着部

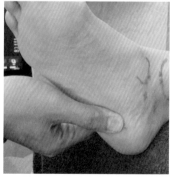

②足底腱膜 踵骨付着部

※写真は右足を底側から撮影

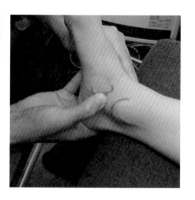

③後脛骨筋腱 付着部

（内果1cm遠位）

※写真は右足を内側から撮影

足にあるエンテーシス②

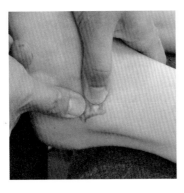 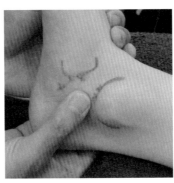 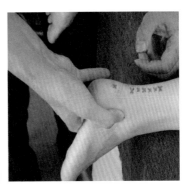

④靭帯付着部（外果）

　※写真は左足を外側から撮影

⑤靭帯付着部（内果）

　※写真は右足を内側から撮影

⑥腓骨筋腱 付着部

　（外果後方〜下端）

　※写真は右足を外側から撮影

 上記写真で示した6か所は、足の代表的なエンテーシスのため、強く押さえてはいけません。

エンテーシスの考え方

電源ケーブル　　　　　ひとのからだ

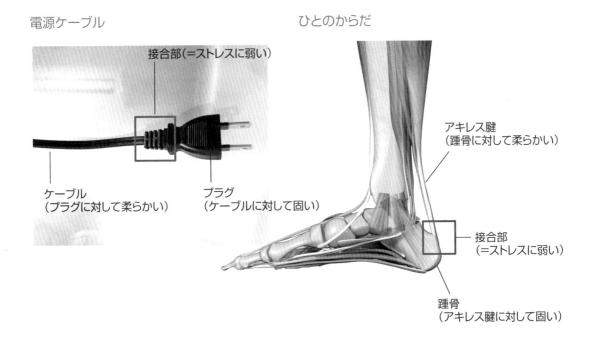

接合部（＝ストレスに弱い）

ケーブル
（プラグに対して柔らかい）

プラグ
（ケーブルに対して固い）

アキレス腱
（踵骨に対して柔らかい）

接合部
（＝ストレスに弱い）

踵骨
（アキレス腱に対して固い）

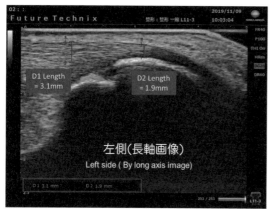
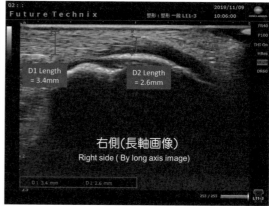

左側（長軸画像）
Left side (By long axis image)

右側（長軸画像）
Right side (By long axis image)

上記写真は、右側のアキレス腱に痛みを訴える8歳女の子のエコー画像です。アキレス腱の厚さを計測したところ、痛みがある右側は、左側のアキレス腱よりも全体的に厚いことがわかりました。

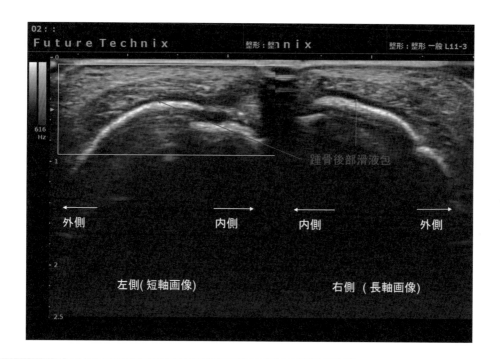

踵骨後部滑液包

外側　　　　　　　　内側　　　　　内側　　　　　　　　外側

左側(短軸画像)　　　　　　　　右側 （ 長軸画像）

さらに、右側のアキレス腱の下側の滑液包が膨らんでいる様子が観察されました。これは、慢性的にアキレス腱に負担がかかった結果と考えられます。右側のアキレス腱が肥厚しているのは、慢性的なストレスに適応した結果かもしれません。今後、右アキレス腱にエンテーシス障害を繰り返す可能性が考えられます。

エンテーシスは4層構造

　エンテーシスは4層構造になっています。表層から深層にかけ、少しずつ強度が高まる構造をしています。

　第1層は腱、靭帯の本体部分とさほど組成は変わりません。第2層になり、軟骨細胞に似た細胞が出現します。第3層になると、石灰の沈着が見られ、強度が高まります。第2層と第3層には血管や神経がほとんどなく、損傷すると修復は非常に難しいと考えられています。第4層はほとんど骨といってよい層であり、第3層と第4層の境界部が腱、靭帯と骨との実質的な境界にあたります。

エンテーシスの構造

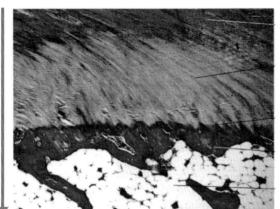

柔らかい

固い

組織強度

第1層 線維性組織層
腱、靭帯の本体部分とほぼ同様

第2層 非石灰化線維軟骨層
膠原線維束間に線維芽細胞が出現。組織強度が高まる

第3層 石灰化線維軟骨層
膠原線維束間に石灰沈着が出現組織強度はさらに増加

第4層 骨層

『臨床実践足部・足関節の理学療法』P21図6 株式会社文光堂　より

まとめ

①腱、靭帯が骨に付着する部分は、損傷しやすい。

②腱、靭帯が骨に付着する部分を「エンテーシス」という。

③エンテーシスは血管と神経が少なく、修復が難しい。

④足をケアする際は、エンテーシスを強く押さえないようにする。

傷の修復過程を知らないリスク

知らずにケガした足をケアしない

➕ 捻挫は1週間休めばOK？

インストラクターが、ケガをした直後の方を担当する機会は少ないかもしれません。しかし、基本的な傷の修復過程を知らずに、やみくもにクライアントの足を動かすと、かえって傷口が広がり、治りを悪くする場合があります。そのため、ケガについて正しく理解しておく必要があります。

➕ 傷の修復過程

傷の修復は、3ステップで進みます。まず、ケガをしてから3日（72時間）は、炎症が強く生じます。この時期を**炎症期**といいます。痛みが強く患部は大きく腫れます。絶対に安静が必要です。

4日目から、新しい細胞による損傷部位の再建が本格的に始まります。この時期を**増殖期**といいます。再建が始まったばかりであり、組織の強度はまだまだ低い状態です。増殖期に損傷組織を過度に伸ばすと、再び断裂する可能性があります。増殖期の開始期間や継続期間は組織ごとに異なるため、注意しましょう。

およそ4週以降は、修復部位の強度が高まる**再建期**に突入します。再建期は、組織強度を高めるために、修復組織を適度に伸張させた方がよいと考えられています。

➕ 傷の回復を妨げないために

このようなことを理解すると、足首を捻挫した後、1週間程度でスポーツ復帰させることはとても危険な行為であることがわかります。ケガをした方のボディワークを担当する際は、傷の回復を妨げることがないように、傷の修復過程を意識した指導を心がけましょう。

1

足に関する8つのリスク

炎症期の特徴

炎症期

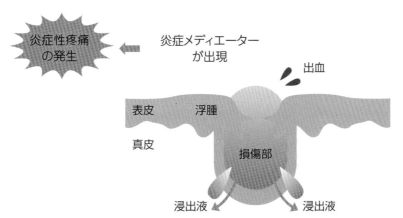

炎症性疼痛
の発生 ← 炎症メディエーター
が出現

出血

表皮　　浮腫

真皮

損傷部

浸出液　　　　　　浸出液

炎症期は、いわば掃除期間です。赤血球やマクロファージといった炎症細胞が損傷部位に集合し、損傷により壊死（えし）した細胞の掃除が始まります。壊死組織の掃除が完了すると、血管の新生や細胞の増殖が始まります。

RICES処置

RICES処置

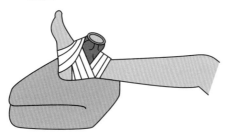

Rest(安静)
Ice(冷却)
Compression(圧迫)
Elevation(挙上)
Stabilization(固定)

●開始時間：可及的早期から
●冷却時間：10〜20分
●冷却頻度：1〜2時間おきに
　　　　　　24〜72時間続ける

アイスパックの作り方

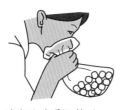

空気を十分に抜く

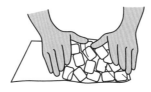

平らになるよう形成する

凹凸が大きな部位には
冷水を混ぜてもよい

ケガをしてから3日（72時間）は、炎症が強く生じます。この時期を**炎症期**といいます。痛みが強く患部は大きく腫れます。足首を捻挫した際は、少なくても3日〜2週間は強固に固定し、安静を保つことが大切です。

31

増殖期・再建期の特徴

増殖期

組織強度が徐々に増加

表皮
真皮
線維芽細胞
血管新生

コラーゲン・ヒアルロン酸
などが結合

増殖期では、線維芽細胞により組織の骨組み構造が形成させ、組織強度が増します。
また、血管の新生が起こり、損傷部位に積極的に酸素や栄養が供給され、組織の修復が始まります。

再建期

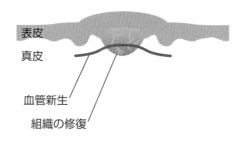

損傷部位の抗張力
弾性力の増加

表皮
真皮

血管新生

組織の修復

再建期も増殖期と同様、積極的な組織修復が図られる時期であり、組織強度の増加と血管の新生による組織修復が進みます。

増殖期は再建が始まったばかりであり、組織の強度はまだまだ低い状態です。再断裂する可能性があり、捻挫後4週間程度はまだまだ注意が必要です。4週以降は、修復部位の強度が高まる**再建期**に突入します。再建期に損傷組織に負荷を加えると、コラーゲン線維の配列が整い、組織の強度がさらに高まると考えられているため、適切な負荷を加えることが大切です。

	1週	2週	3週	4週	5週	6週	7週以降
腱損傷	炎症期 （〜3日）	増殖期（4日〜6週）					再建期 （7週〜1年）
靭帯損傷	炎症期 （〜3日）	増殖期（4日〜4週）			再建期（5週以降）		
筋損傷	炎症期 （〜2日）	増殖期 （3日〜6日）	再建期 （7日〜2週）				

傷の修復期間は組織ごとに異なります。その時々にあったケアを心がけましょう。

なぜ筋肉のケガは治りが早いの？

　筋肉のケガは、損傷の程度や年齢などによりますが、基本的にはとても早く治ります。受傷後1〜2日のうちに、ケガで壊死した筋細胞に変わる新たな細胞である**筋芽細胞**が出現します。6日目には筋芽細胞が**筋管細胞**となり、さらに修復が進みます。そして、受傷後2週間で**筋原線維**が規則正しく配列され、元の状態に戻ります。

　なぜ、筋肉は腱や靭帯と比べてこんなにも治りが早いのでしょう？　答えは、血管の豊富さにあります。筋肉には、毛細血管が豊富に存在するのに対し、腱と靭帯には血管があまりありません。血管が少なければ、**炎症反応**を引き起こす細胞が損傷部位に集まらず、さらに周辺の細胞への酸素が不足します。そのため、血管が豊富な筋肉が傷の修復が進みやすく、血管が少ない腱と靭帯は修復に時間がかかることになります。

　からだにある血管の数が多く、血管を流れる血液の量が多いほど、傷を早く治すのに有利です。年を重ねると若いときと比べて傷が治るのに時間がかかるのは、血管の数と流れる血液の量が少なくなるからです。

まとめ

①傷の修復過程を知らずに、ケガした足に触れるのはやめる。
②ケガした日から3日間は、炎症が強く安静にする。
③捻挫してから1週間程度は、まだまだ靭帯の強度が低い。
④傷の修復期間は組織ごとに異なる点に注意する。

「たかが打撲」と軽視しない

とても怖いコンパートメント症候群

⊕ たかが打撲。されど打撲

　足に打撲を受けたクライアントを担当するときは、細心の注意が払う必要があります。なぜなら、足を打撲すると、部位や程度によっては足の筋肉の中にある神経が麻痺し、筋肉の壊死が生じる可能性があるからです。

　足の打撲のリスクを理解するためには、下腿の構造を水平断面で理解する必要があります。脛とふくらはぎにある筋肉は、骨間膜や**筋間中隔**といった組織により、区分けがされています。この区分けされた一つ一つの区画を**コンパートメント**といいます。

⊕ コンパートメント症候群

　打撲により筋肉が損傷すると、筋肉内部の血管が破損し、出血が起こります。すると、区画の内圧が上昇し、区画外から血液が供給されにくくなり、区画内の細胞は酸素不足におちいります。その結果、区画内にある神経に麻痺が生じ、筋細胞の壊死が生じます。

　この怖い病気を**コンパートメント症候群**といいます。急いで区画の内圧を減弱させる必要があり、場合によっては急いで筋膜を切開し、減圧する必要があります。

⊕ 疑いがあるクライアントを担当した場合は

　たかが打撲、されど打撲。打撲後、筋の痛みが明らかに強く、運動麻痺や知覚障害がみられるクライアントを目の当たりにした際には、**コンパートメント症候群**の可能性を強く疑い、怪しい場合は必ず整形外科の受診を勧めましょう。

打撲（外傷）により、筋が損傷した状態を**筋挫傷**といいます。一方、自分自身で筋を過剰に収縮させたことにより、筋が損傷した状態を**肉離れ**といいます。いずれにおいても、筋肉が損傷した部分で出血が起こります。

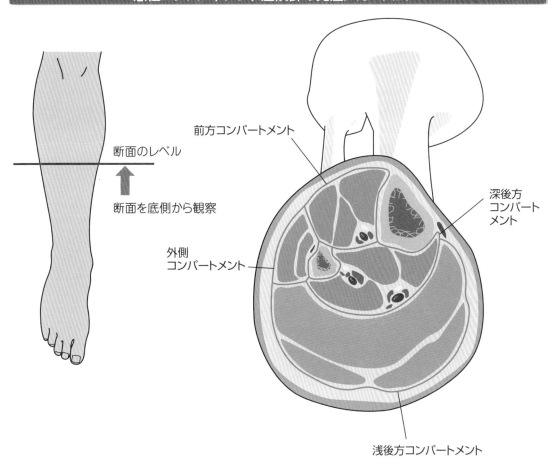

断面のレベル

断面を底側から観察

前方コンパートメント

深後方
コンパート
メント

外側
コンパートメント

浅後方コンパートメント

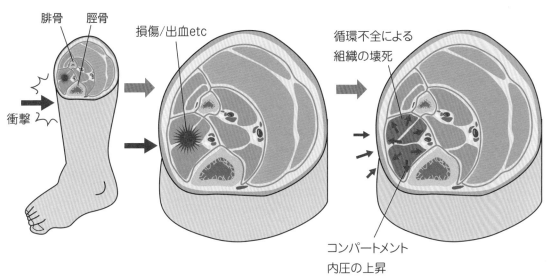

腓骨　脛骨

損傷/出血etc

循環不全による
組織の壊死

衝撃

コンパートメント
内圧の上昇

区画の内圧が上昇すると、区画外から血液供給量が低下します。その結果、区画内にある筋細胞や神経細胞は酸素不足におちいり、壊死します。

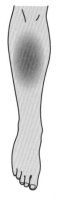

下腿前面の外傷（打撲）

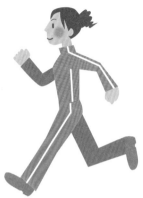

長時間の運動（例.ランニング）

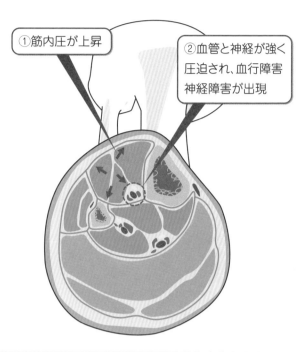

①筋内圧が上昇

②血管と神経が強く圧迫され、血行障害神経障害が出現

コンパートメント症候群には、骨折や打撲、捻挫などが原因で生じる**急性コンパートメント症候群**と、長時間の運動や急な運動量の増加により筋内圧が上昇し、筋が虚血状態になる**慢性コンパートメント症候群**の2種類があります。

前脛骨筋症候群の臨床症状

・脛の前がとにかく痛い
　※慢性コンパートメント症候群の場合は、運動時に痛みが増強
・つま先を上に持ち上げられない
・親指を上に反らすことができない
・親指と人差し指の間の皮膚感覚が鈍い（＝深腓骨神経領域）
・足背動脈や後脛骨動脈の拍動が低下する

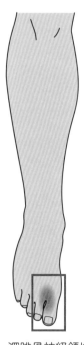

深腓骨神経領域

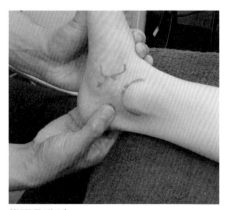

後脛骨動脈

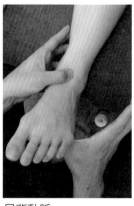

足背動脈

STEP UP! **＜実録＞怖い、前脛骨筋症候群**

　ある時、歩く際に「つま先」が上がらずに困っているというクライアントを担当しました。

　詳しく話を聞くと、2か月前に転倒し、脛の前を強打。それから脛の前の筋肉に痛みがあり、上手く歩けなくなった。1か月、2か月と時間が経つにつれ、脛の前の痛みは緩和してきているのだけど、つま先に力が入らず、自分ではなかなか自由に動かせないということでした。

　前述の通り、筋肉は損傷してから回復するまで、およそ2週間程度です。そのため、2か月経って筋肉が動かせないというのは考えにくいです。足の血管の拍動を確認すると、反対側の足と比べて、つま先が上げられない側の血管は拍動が低下し、親指周りの感覚が少し鈍い状態にありました。原因がわからず困っているということで、整形外科受診を勧め、結果「**前脛骨筋症候群**」の診断が下されました。足の打撲は、決して軽視しないようにしましょう。

まとめ

①足の筋肉は区分けされており、一つ一つの区画を**コンパートメント**という。

②打撲により筋が損傷すると、出血が起こり、区画の内圧が上昇する。

③区画の内圧が上昇すると、区画外から血液の供給が低下し、区画内は低酸素状態になる。

④打撲の後、筋の痛みが強く神経障害が見られる場合は、急いで病院にいくこと。

1⁸ 足趾を強引に反らさない

開張足や糖尿病の人は要注意

➕ よく見る足趾のストレッチ

足趾を上向きに反るストレッチが、メディアでよく紹介されます。足趾には、からだを安定させる役割や、からだを推進させる力源としての役割があります。そのため、足趾を動かしやすい状態にすることは、とても大切です。

➕ 足趾を動かす際の注意点

ですが、ここで一つ注意点があります。それは、足趾を動かす際は、足趾周囲にある血管と神経に負担をかけないということです。足趾の間に手の指を差し込むと、痛い経験をしたことはありませんか？　あの痛みは、足趾の間に存在する**総底側趾神経**とよばれる細い神経が圧迫されたことで生じています。

➕ 開張足と総底側趾神経との関係

総底側趾神経は1-3節で紹介したとおり、足の裏側を通過し、足趾の先端部まで分枝します。中足骨は、先端部分が腱膜で左右連結し、連結部分はトンネル構造になっています。総底側趾神経はこのトンネル構造の中を通過します。足の横アーチ機能が低下し、前足部が扁平化した**開張足**では、中足骨の先端部分が左右に広がり、トンネルが狭くなります。

開帳足の状態で足趾を反ると、腱膜のトンネルの中を通過する総底側趾神経が圧迫、伸張されます。その結果、場合により足趾に痺れや痛みが発生します。**糖尿病**の場合は、**毛細血管**が細く脆弱になっているため、足趾を反ることで足趾周囲の毛細血管が閉塞し、神経障害と血流障害が起こる可能性があります。

➕ 筆者と同じ過ちを繰り返さぬために

足趾を上向きに反るストレッチは、対象者の状態に合わせ、慎重に行わなければなりません。筆者と同じ過ちを繰り返さぬよう、足趾に症状を訴えるクライアントの場合は、注意しましょう。

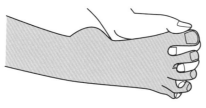

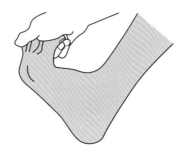

よく見る、足のゆびのストレッチ。実は、このストレッチには注意点があります。

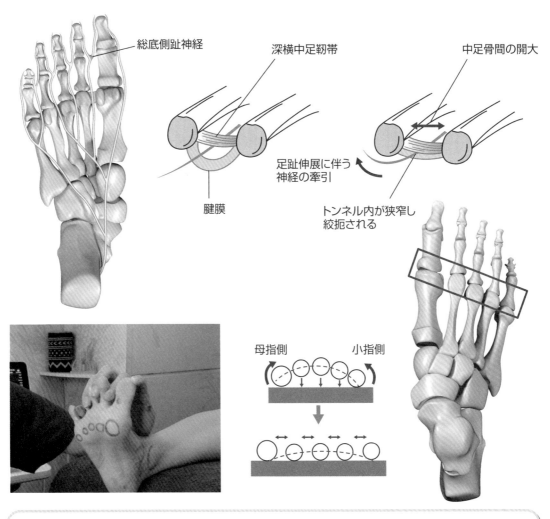

総底側趾神経

深横中足靭帯

中足骨間の開大

足趾伸展に伴う
神経の牽引

腱膜

トンネル内が狭窄し
絞扼される

母指側　　　　小指側

足趾を伸展させると、中足骨間が開大し、中足骨間のトンネル内で総底側趾神経が
絞扼(こうやく)されます。さらに、足趾を伸展すると底側趾神経が牽引(けんいん)
されます。さらに、足の横アーチが平坦化し、前足部の扁平化が進行する可能性が
考えられます。

『改訂第2版　関節機能解剖学に基づく整形外科運動療法ナビゲーション下肢』より

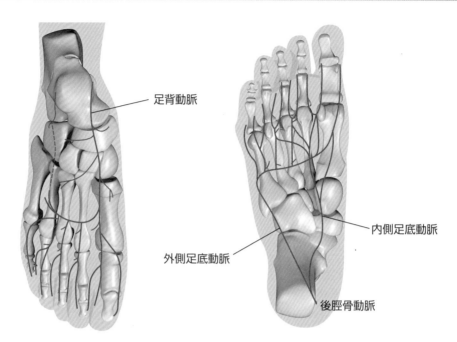

- 足背動脈
- 内側足底動脈
- 外側足底動脈
- 後脛骨動脈

足趾の間にゆびを入れた状態で足趾を伸展させるために、足底の動脈や足趾間の動脈が圧迫され、足趾への血流障害が生じる可能性もあります。

注意すべきクライアントの特徴

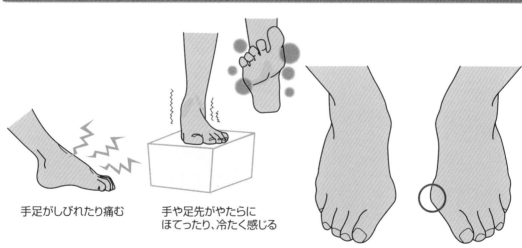

手足がしびれたり痛む　　手や足先がやたらに
　　　　　　　　　　　ほてったり、冷たく感じる

糖尿病性神経障害が存在する方

足の扁平化が進み、前足部の横アーチが
低下傾向にある方

動脈硬化が進んでいる方や、足趾に神経障害がみられる方、あるいは足の扁平化が進んでいる方にとっては、足のゆびを上向きに反らすストレッチを行うことで、かえって症状が悪化する可能性があります。

STEP UP! 実は、足底腱膜にも負担がかかる？

足趾を反ると、足底腱膜（そくていけんまく）とよばれる組織が伸張します。足底腱膜は足裏中央にある腱のような組織であり、足のアーチ機能を高めてくれるとても大切な組織です。靴の爪先が反り上がっているのは、この足底腱膜の緊張を高めるためと考えられます。

足趾を反るストレッチを行う際、足底腱膜の状態が健康的な状態であれば問題はないでしょう。しかし、足底腱膜の付着部が損傷し、足底腱膜とその周辺組織の柔軟性が極端に低下している場合は、足趾を反ることで足底腱膜が断裂し、痛みが原因して歩けないことにもなりかねません。

何度も足趾を反らす場合や、数秒間、足趾を反らした状態を保つ場合は、足底腱膜、総底側趾神経、毛細血管に負担をかけている可能性があるため、注意しましょう。

足趾のストレッチの動能観察（足底腱膜）

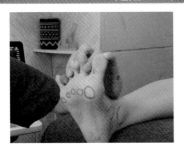

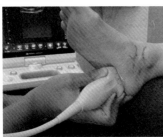

参考動画

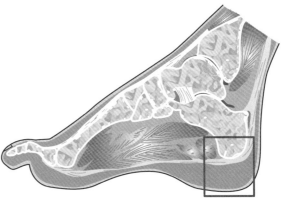

まとめ

①今流行りの「足趾を反るストレッチ」には、注意点がある。
②足趾を反ると、足の指先にある総底側趾神経と毛細血管が圧迫、伸張する。
③足趾を反ると、足底部に付着する足底腱膜も緊張する。
④開張足や糖尿病に罹患したクライアントに対してはリスクが高い。

1⁹ 扁平足、外反母趾は安易に動かさない

かえって扁平足、外反母趾がひどくなる場合がある

⊕ 外反母趾、扁平足の特徴

外反母趾（がいはんぼし）、**扁平足**（へんぺいそく）は、通常の足の骨格とは異なる状態となっています。そのため、一般的によく行う足の運動を行うと、かえって外反母趾、扁平足の状態が悪化する場合もあります。

⊕ 扁平足にストレッチボードは要注意

扁平足の人は、かかとの骨が内側に倒れており、**アキレス腱**の内側はすでに伸張されています。その状態でストレッチボードに乗ると、過剰にアキレス腱の内側が伸張され、アキレス腱に炎症が起きる可能性があります。また、アキレス腱の内側部分が脆弱（ぜいじゃく）になると、扁平足はさらに進行します。

⊕ 外反母趾にタオルギャザーは要注意

また外反母趾になると、母趾を曲げる筋肉の腱の走行が、通常の位置よりも外側に変位します。その結果、母趾を動かすと、母趾に付着する腱が、**母趾の外反**が進む方向に作用します。そのため、外反母趾の方に対して**タオルギャザー**を行うと、かえって外反母趾が進行する可能性があります。

⊕ 変形を助長しないために

このように、外反母趾、扁平足は、運動の種類によってはかえって状態を悪化させる可能性があるので注意が必要です。扁平足、外反母趾の方のボディワークを担当する場合は、安易に足の運動を勧めないように注意してください。

外反母趾と扁平足のケアは、慎重に行う必要があります。

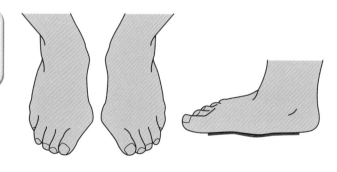

扁平足の骨格アライメントの特徴

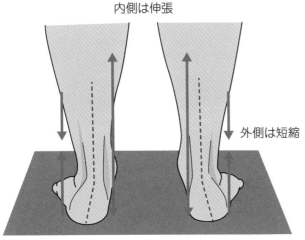

距骨下関節の外返し
（後足部外反位）

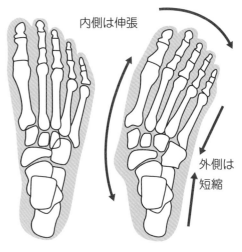

前足部、中足部の外転
（ショーパール関節外転位）

扁平足の状態では、足関節回りの組織の伸張度合いが内外側で異なります。内側は伸張位になり、外側は短縮位になります。

ストレッチボードは要注意

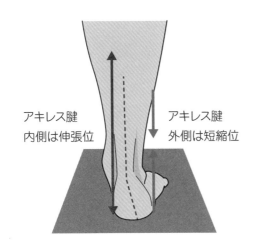

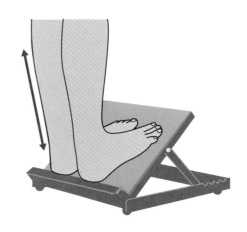

扁平足の状態でストレッチボードを使用すると、アキレス腱内側部分をより伸張させ、扁平化が進行する危険があります。扁平足の状態の方にストレッチボードを使用する際は、後足部のアライメントを補正した上で使用することが大切です。

母趾に付着する筋腱の位置変化

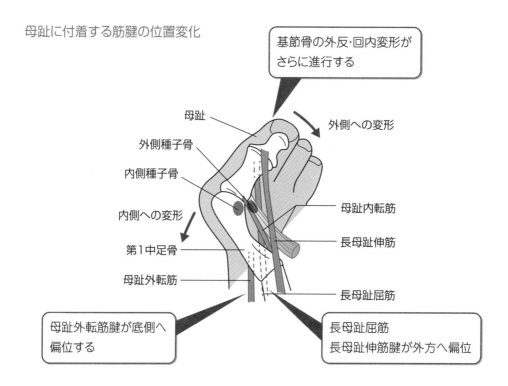

基節骨の外反・回内変形が
さらに進行する

外側への変形

母趾

外側種子骨

内側種子骨

内側への変形

第1中足骨

母趾外転筋

母趾内転筋

長母趾伸筋

長母趾屈筋

母趾外転筋腱が底側へ
偏位する

長母趾屈筋
長母趾伸筋腱が外方へ偏位

タオルギャザー

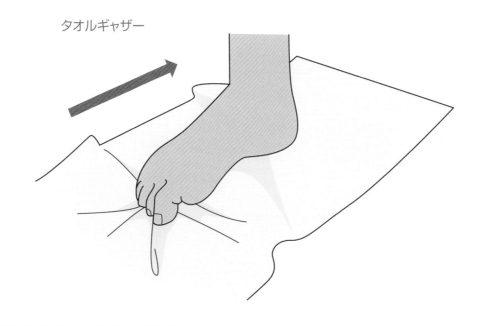

外反母趾になると、母趾に付着する筋腱の走行が変化します。この結果、母趾に付着する筋腱が外反母趾変形を助長する方向に作用します。そのため、外反母趾の方に足のゆびを動かすタオルギャザーを行うと、外反母趾変形が悪化する可能性があるため注意が必要です。

STEP UP! 足趾じゃんけんも要注意

　タオルギャザーと同じく、足趾でジャンケンをする運動があります。これも外反母趾の人にとっては要注意です。

　前述の通り、外反母趾になると、母趾を曲げる筋肉の腱も、母趾を反らす筋肉の腱も、どちらも外側に変位します。そのため、足趾のジャンケンを行うことで母趾の外反が強まる可能性があります。外反母趾が見られる方の足趾ケアは、別の方法で行うべきと思われます（第2章参照）。

グーパー体操も要注意

グーパー体操

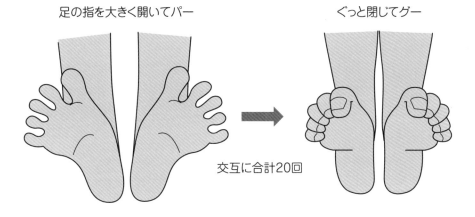

足の指を大きく開いてパー　　　　　ぐっと閉じてグー

交互に合計20回

まとめ

①扁平足、外反母趾は安易に運動を勧めない。

②扁平足の方がストレッチボードに乗ると、扁平足が悪化する可能性がある。

③外反母趾の方がタオルギャザーをすると、外反母趾が悪化する可能性がある。

④扁平足、外反母趾の人に対しての足のケアは慎重に考えるべき。

MEMO

第2章

理学療法士が勧める足のケア

　本章では、理学療法士が勧める、足を安全にケアする技術を紹介します。インストラクターの皆さまにとって、手を使いクライアントのからだをケアする機会はあまりないと思います。しかし、このような技術を身につけることで、解剖学の知識が深まり、より質の高いサービスを提供することが可能となります。ぜひ動画を見返して、安全で効果的な足のケア技術を習得してください。

　本章には専門用語が登場しますが、用語は第4章で解説していますので、適宜参照しながらお読みください。

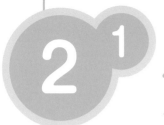

足趾を暖めるケア

2 — 1

足趾先端の循環動態を改善するテクニック

参考動画

こんなクライアントにお勧め

- ●足趾が冷えて困っている方
- ●足趾に痺れがみられる方
- ●足趾を曲げたり伸ばしたりするのが難しい方
- ●足趾が伸びず、歩いている際に転倒の危険性がある方

➕ STEP1 ▷▷中足骨の把持（はじ）

右手の指で、第一中足骨の内側と第五中足骨の外側を軽く把持します。MTP関節部分には触れないように注意しましょう。また、右手の指の関節は伸ばした状態にします。指先は、中足骨の側方に位置する母趾外転筋と小趾外転筋に触れています。

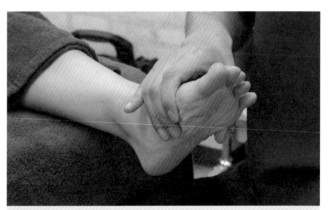

手の指は、中足骨の中央に当てます。MTP関節には触れません

➕ STEP2 ▷▷両手の合わせ方

左手を、指を伸ばした状態で右手の指の上に合わせ、中足部全体を包み込むように把持します。左手を重ねることで、右手の指に力が入り過ぎないように注意しましょう。中足骨を側方から軽く圧迫することで、中足部の横アーチがわずかに高まります。

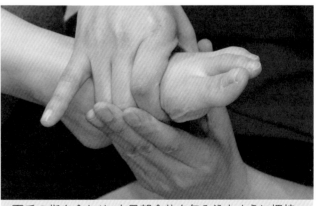

両手の指を合わせ、中足部全体を包み込むように把持します

➕ STEP3 ▷▷ 中足骨の圧迫操作

左手の指を伸ばした状態のまま、中足骨を側方から圧迫します。すると、中足部の横アーチがしっかりと挙上し、足底部に存在する軟部組織が足底中央に集まります。その結果、足底部中央にシワができます。圧迫操作は過剰に力を入れず、ゆっくり行いましょう。

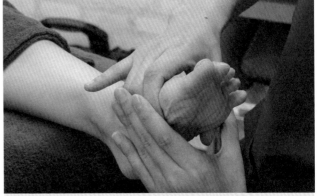

中足骨を側方から優しく圧迫します。足底部中央のシワに注目します

➕ STEP4 ▷▷ 足趾の観察

圧迫操作を加えることで、前足部の横アーチも挙上し、MTP関節部分で足趾が軽く曲がります。3秒かけてゆっくり圧迫を加えたら、3秒かけてゆっくり圧迫を開放します。この操作を20回程度繰り返します。すると足趾の先端部が赤くなり、循環動態が改善する様子が観察できます。

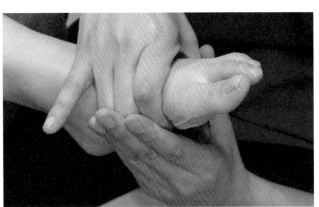

側方から圧迫すると、横アーチが挙上し、足趾は軽く曲がります

このケアと組み合わせると効果的

● このケアの前に、ふくらはぎの柔軟性を高めるケア（2-3節）を行うことで、足趾の循環動態をさらに改善することができる。

● このケアの後に、足趾を動かすケア（2-2節）、アーチトレーニング（2-7節、8節）を順に行うことで、転倒予防効果や姿勢、歩行改善効果を高めることができる。

2² 足趾を動かすケア

足趾の関節可動性を改善するテクニック

参考動画

⊕ STEP1 ▷▷姿勢の工夫

ケアを行う際は、膝の下にバスタオルをはさみ、膝関節を軽度屈曲位の状態にします。この状態にすることで、膝の裏（膝窩）を通過する膝窩動静脈と脛骨神経をたわませ、伸張負荷がかからない状態にします。また、足関節は底背屈0°位（直角の状態）とします。

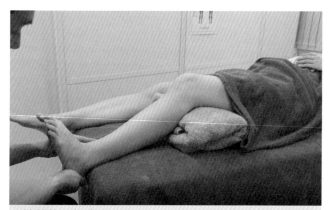

膝関節は軽度屈曲位とし、足関節は底背屈0度位（直角）とします

⊕ STEP2 ▷▷MTP関節の位置確認

足趾の可動性は、足の内在筋の筋活動に重要となる、MTP関節部分の可動性高めることが重要です。そのため、MTP関節の位置を正確に把握する必要があります。足趾を曲げる（グーの状態）にすると、突出した中足骨頭を確認できます。この周囲がMTP関節です。

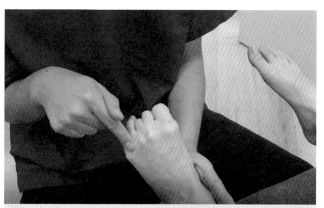

MTP関節は足趾を曲げて確認します。突出した骨の周囲がMTP関節です

➕ STEP3　▷▷MTP関節背面の皮膚操作

MTP関節部分での足趾の屈曲運動は、MTP関節の背側にある足趾伸筋腱が皮膚の下を抵抗なく滑走することで、スムーズとなります。そのため、足趾を曲げる前に、MTP関節の背側部分の皮膚の柔軟性を高める操作が重要となります。足背から足趾の方に皮膚を寄せて、戻す動きを、ゆっくり10回程度行います。

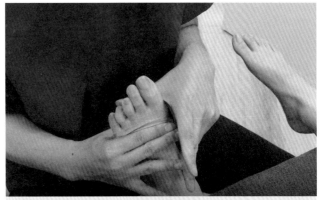

MTP関節背側の皮膚を優しく上下に動かし、皮下組織の柔軟性を高めます

➕ STEP4　▷▷足趾の屈曲操作

いよいよ、足趾を屈曲（曲げる）していきます。その際、MTP関節部分が動くように、大きく足趾を屈曲します。また、足趾に付着する筋腱は、さまざまな部分で結合組織により連結しているため、動かす際は、一趾ずつ動かすことが大切です。母趾を動かす際は、その他四趾を固定し、各趾10回程度、愛護的に動かします。

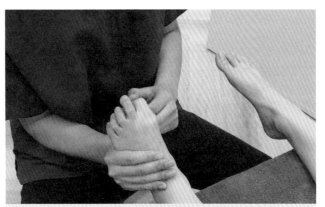

MTP関節が動くように足趾を曲げます。足趾は一趾ずつ動かします

このケアと組み合わせると効果的

● このケアの前に、足趾を暖めるケア（2-1節）を行うと、さらに足趾を動かしやすくなる。

● このケアの後に、足部アーチトレーニング（2-7節、8節）と行うことで、転倒予防効果や姿勢、歩行改善効果を高めることができる。

2³ ふくらはぎの柔軟性を高めるケア

下腿後面筋群の柔軟性を高めるテクニック

参考動画

➕ STEP1 ▷▷ 姿勢の工夫

　ケアを行う際は、膝関節は軽度屈曲位、足関節は軽度底屈位の状態にします。この状態にすることで、膝の裏（膝窩）を通過する膝窩動静脈と脛骨神経と、足部内側から足底を通過する後脛骨動静脈と後脛骨神経をたわませ、伸張負荷がかからない状態にします。また、アプローチする部位は、下腿後面の上部1/2の部位とします。

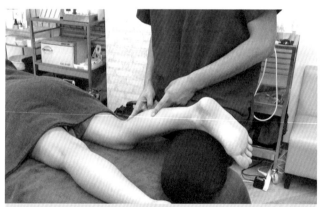

膝は軽度屈曲位、足は底屈位とします。下腿の上部1/2をアプローチします

➕ STEP2 ▷▷ 虫様筋握り

　下腿後面筋群の操作は、虫様筋握りで行います。虫様筋握りとは、IP関節が伸展位、手指内転位を保ったまま、MP関節屈曲する手の動きのことをいいます。4-12節で紹介した「イントリンシックプラス肢位」をあわせて確認しましょう。

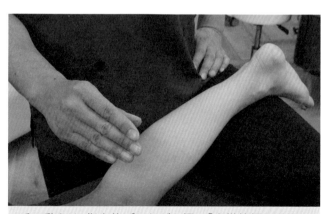

手の動きは、指を伸ばしながら握る「虫様筋握り」とします

➕ STEP3　▷▷両手の置き方

　指を伸ばした状態のまま、両手の手 掌 （しゅしょう）部分をしっかりと下腿後面の上部1/2に密着させます。この下腿後面部には、表層に腓腹筋（ひふくきん）、その深層にヒラメ筋が存在します。膝窩を通過した膝窩動静脈と脛骨神経は、下腿上部でヒラメ筋の深部を通過します（写真では右手が触れている部分）。

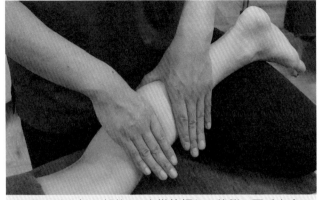

下腿の上1/2の部位に、虫様筋握りの状態で両手を合わせます

➕ STEP4　▷▷下腿後面筋群の操作

　虫様筋握りで下腿後面を側方から軽く圧迫しながら、天井の方向に向かって優しく持ち上げます。すると、下腿後面筋群が縦に細長い状態になります。その後、持ち上げた下腿後面筋群を下げながら虫様筋握りを弱め、元の状態に戻します。この操作をゆっくりと愛護的に20回程度行います。

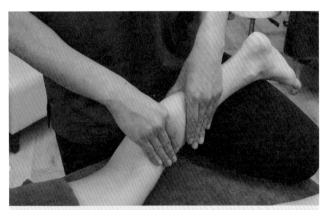

側方から軽く圧迫し、天井側に持ち上げるように操作します

このケアと組み合わせると効果的

● このケアの後に、足関節の可動性を高めるケア（2-4節、5節）行うことで、足関節の可動性をさらに高めることができる。
● このケアの後に、足趾を暖めるケア（2-1節）を行うことで、足趾の循環動態をさらに高めることができる。

2⁴ 足関節の可動性を高めるケア（後面）

足関節後面の組織の柔軟性を高めるテクニック

こんなクライアントにお勧め

- ●足関節の可動性が低下している方（足首が固い方）
- ●アキレス腱のトラブルを繰り返す方
- ●扁平足の状態の足の方
- ●足関節を底屈すると、足関節の後面に痛みがある方

参考動画

➕ STEP1 ▷▷姿勢の工夫

　ケアを行う際は、膝関節は軽度屈曲位、足関節は軽度底屈位の状態にします。この状態にすることで、膝の裏（膝窩）を通過する膝窩動静脈と脛骨神経と、足部内側から足底を通過する後脛骨動静脈と後脛骨神経をたわませ、伸張負荷がかからない状態にします。

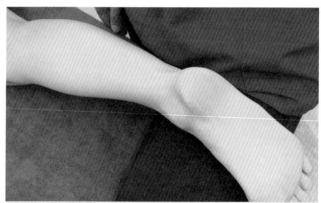

膝は軽度屈曲位、足は底屈位とし、しっかりと太ももの上に載せます

➕ STEP2 ▷▷踵骨の操作①

　踵骨を大きく手のひらで把持し、膝に向かって押します。足関節は底屈、内反位となります。この状態にすることで、アキレス腱をたわませ、アキレス腱に伸張負荷がかからないようにします。また、アキレス腱の深部に存在する脂肪組織を足関節後面に集めることができます。

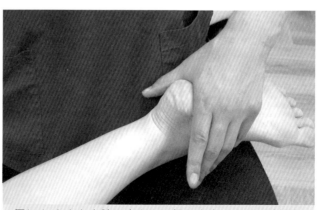

優しく、かかとを膝に向かって押します。アキレス腱周囲のシワに注目します

➕ STEP3 ▷▷踵骨の操作②

右手親指を踵骨の外側上部に、左手親指を右親指の上に重ねます。また、左手の手のひらの中に踵骨をしっかりと収めます。右手の親指は、アキレス腱を触れないように注意しましょう。親指はアキレス腱の深部にある踵骨、そして脂肪組織を触れます。

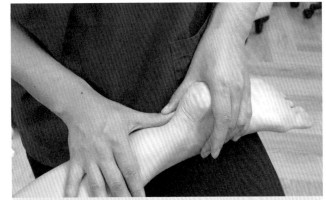

両親指を重ね、かかとの骨（踵骨）の上部に下側の親指を当てます

➕ STEP4 ▷▷踵骨の操作③

足関節の底屈位を保ったまま、左手の手のひらに収めた踵骨を外側から内側の方向にゆっくりと押し込みます。踵骨の内側を伸張させ、かつ、アキレス腱の下にある脂肪組織を外側から内側の方向に流し込むイメージで操作します。その後、踵骨を内側から外側にゆっくりと戻します。この操作をゆっくり、愛護的に20回程度行います。

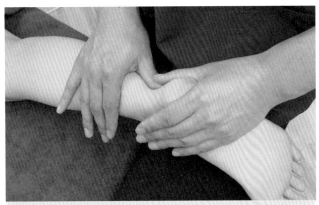

手のひらで包んだかかとを手前に引き、両親指を奥に押し込みます

このケアと組み合わせると効果的

- ふくらはぎの柔軟性を高めるケア（2-3節）足関節前面の可動性を高めるケア（2-5節）を組み合わせることで、足関節の可動性をさらに高めることができる。
- このケアの後に、タオルギャザー（2-8節アプローチV）を行うことで、足趾の把持機能をさらに高めることができる。

2 5 足関節の可動性を高めるケア（前面）

足関節前面の組織の柔軟性を高めるテクニック

こんなクライアントにお勧め

● 足関節の可動性が低下している方（足首が固い方）
● 足趾が伸び、曲げにくい状態にある方
● 下腿前面（脛の前）に痛みや疲れがある方
● 足関節を背屈すると、足関節の前面に痛みがある方

参考動画

➕ STEP1　▷▷姿勢の工夫

ケアを行う際は、膝関節は軽度屈曲位、足関節は軽度底屈位の状態にします。膝を軽度屈曲位の状態にすることで、膝の裏（膝窩）を通過する膝窩動静脈と脛骨神経への伸張負荷を軽減させます。また、足関節を中間位で保持することで、足背を通過する足背動静脈と浅腓骨神経（せん ひ こつしんけい）への伸張負荷を軽減されます。左手の手のひらで足底先端を支えます。

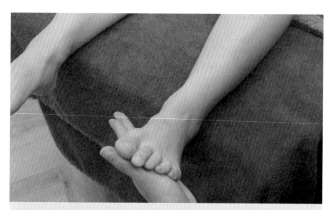

膝関節は軽度屈曲位、足関節は中間位とし手のひら全体で足裏を支えます

➕ STEP2　▷▷距骨の把持

右手の指先を距骨に当てます。内くるぶし（内果）（ない か）の前方には距骨の上部である距骨滑車の内側部分が、外くるぶし（外果）（がい か）の前方には距骨滑車の外側部分が、固い骨として触れることができます。このケアは、距骨を動かす操作がポイントになりますので、しっかりと距骨に触れるようにしましょう。

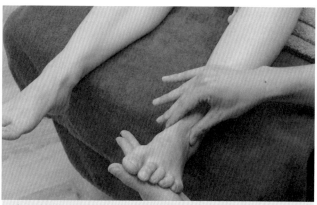

内果と外果の前に指を当て、硬く触れる距骨を把持します

➕ STEP3　▷▷足部の内反操作

　足底先端を支えた左手を内側に移動させ、足部を内反させます。足関節は中間位から軽度底屈位になります。足関節の内反の動きに合わせて、距骨の内側に触れた指を押し込み、内側から外側に（施術者の手前に）距骨をゆっくりと動かします。この際、距骨内側に触れた指の深部には靭帯や支帯といった組織の付着部が存在するため、強く圧迫しないように注意しましょう。

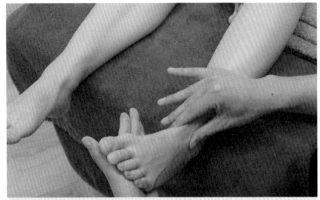

足関節を内反させる動きに合わせて、距骨の内側を手前に押します

➕ STEP4　▷▷足部の外反操作

　足底先端を支えた左手を外側に移動させ、足部を外反させます。足関節は中間位から軽度背屈位になります。足部の外反の動きに合わせて、距骨の外側に触れた指を押し込み、外側から内側に（施術者の奥に）距骨をゆっくりと動かします。この際、距骨外側に触れた指の深部には靭帯や支帯といった組織の付着部が存在するため、強く圧迫しないように注意しましょう。この内反、外反操作をゆっくりと愛護的に20回程度行います。

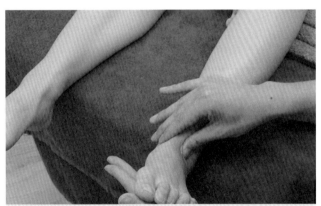

足部を外反させる動きに合わせて、距骨の外側を押し込みます

このケアと組み合わせると効果的

●このケアの後に、ふくらはぎの柔軟性を高めるケア（2-3節）足関節後面の可動性を高めるケア（2-4節）を行うことで、足関節の可動性を高めることができる。
●このケアの後に、足趾を曲げるアプローチ（2-7節アプローチⅢ、2-8節アプローチⅤ）を行うことで、足趾の把持機能をさらに高めることができる。

2⁶ 扁平足の骨配列を整えるケア

ショパール関節外転拘縮を改善するテクニック

こんなクライアントにお勧め

- ●扁平足の方
- ●足部アーチが低下した外反母趾の方
- ●足の裏やふくらはぎが疲れやすい方
- ●足の内くるぶし周囲に痛みやしびれを感じる方

参考動画

✚ STEP1　▷▷後足部の把持

右手の手のひらの中央部分に踵骨を包み込むようにして把持します。右手の親指は外果（外くるぶし）の前方に当て、距骨滑車の外側を触れます。このケアは、関節操作の際に距骨と踵骨が動かない状態を保つことが重要となるため、右の手をしっかりと前述の部位に当て、距骨と踵骨をロックします。

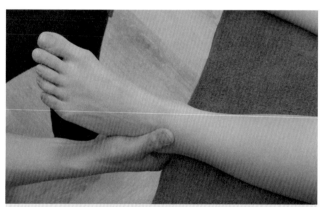

距骨と踵骨が動かないように、親指と手のひらで後足部を固定します

✚ STEP2　▷▷中足部の把持

左手の親指を第一中足骨の外側に当て、足の長軸方向に平行となるように左手を添えます。親指以外の指で、中足骨を固定します。この左手で、ショパール関節の内側である舟状骨、楔状骨、中足骨をロックします。ショパール関節の位置については、4-1節を確認してください。

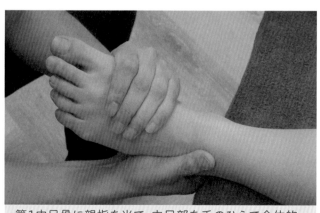

第1中足骨に親指を当て、中足部を手のひらで全体的に把持します

⊕ STEP3　▷▷ショパール関節の内転操作①

　足関節を中間位とし、右手で把持した距骨と踵骨が動かないように固定します。次に、左手で幅広く固定した中足部を内側に動かし、ショパール関節を内転位に操作します。ショパール関節の内転運動については、4-1節にある足の関節運動を確認してください。

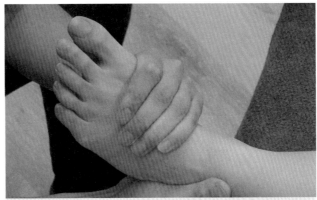

後足部を固定した状態で、つま先が内側を向くように動かします

⊕ STEP4　▷▷ショパール関節の内転操作②

　ショパール関節の内転操作が上手くできると、内果（内くるぶし）の少し前にシワができます。これは、距骨の前にある舟状骨、踵骨の前にある立方骨以下、遠位の骨が一つとなり、内側に移動したことで生じたものと考えられます。ゆっくりと内転操作を加えたら中間位に戻します。この操作を20回程度行います。

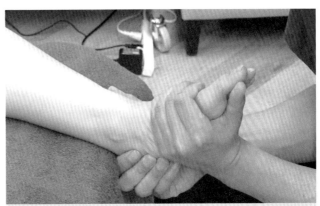

ショパール関節の内転操作が上手くできると、足の内側にシワが出来ます

▶ このケアと組み合わせると効果的

- ●このケアの後に、足部アーチトレーニング（2-7節ⅠとⅢ、2-8節Ⅳ）を行うことで、足の扁平化を予防することができる。
- ●このケアの後に、扁平足用テープ（2-9節）を貼ることで、足の扁平化を予防することができる。外反母趾変形が合併している場合は、外反母趾用テープ（2-10節）も効果的。

2⁷ 足部アーチトレーニング I〜III（内在筋）

足部アーチトレーニング
I〜III（内在筋）

姿勢保持に重要な足部内在筋を鍛えるテクニック

こんなクライアントにお勧め

- ●扁平足の方
- ●足部アーチが低下した外反母趾の方
- ●足の裏やふくらはぎが疲れやすい方
- ●足の内くるぶし周囲に痛みやしびれを感じる方

参考動画

➕ STEP1　▷▷アーチトレーニング I　母趾外転筋

　両足関節は軽度底屈位とします。かかとの内側と、母趾の内側をあわせます。次に、施術者は、かかとの内側と母趾の内側が離れないように、軽く固定します。この状態を保持したまま、両親指を外側に広げようと互いに押し合います。すると、母趾の外転運動に作用する母趾外転筋が収縮し、足の内側縦アーチ部分に力が入ります。この運動を20回程度行います。

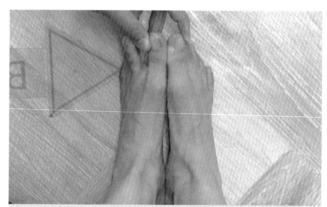

両踵と両親指を合わせ、親指を外側に広げようと互いに押し合います

➕ STEP2　▷▷アーチトレーニング II　ホフマン体操

　両足関節は軽度底屈位とします。かかとの内側を合わせ、母趾の基節骨（き せつ こつ）にヘアバンドを写真のように取りつけます。かかとの内側が離れない状態のまま、両足を外側に広げ、その状態を5秒間保持します。母趾の外反位を中間位に矯正するためのケアです。5秒間保持したらゆっくり元に戻す。この操作を10回程度行います。

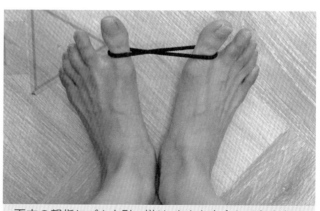

両方の親指にゴムを引っ掛け、かかとを合わせたまま、足を外側に広げます

✚ STEP3　▷▷アーチトレーニングⅢ　短趾屈筋　①姿勢

　短趾屈筋や母趾外転筋、小趾外転筋など、足底部の筋を全体的に鍛えるケアです。足底部の筋、すなわち足の内在筋は、イントリンシックプラス肢位（4-12節参照）で効率的に働きます。足趾のIP関節が屈曲しないように、足関節を底屈、内反位とし、足趾の伸筋腱を伸張位とします。つま先を下げ、足の裏側がしっかり見えればOKです。

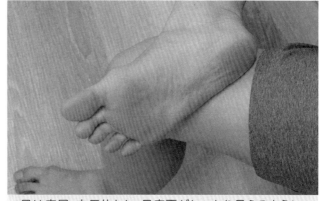

足は底屈、内反位とし、足底面がしっかり見えるようにします

✚ STEP4　▷▷アーチトレーニングⅢ　短趾屈筋　②運動

　足趾を曲げると、IP関節が伸びた状態のまま、MTP関節部分でわずかに足趾が曲がる動きが観察できます。この状態はイントリンシックプラス肢位となり、足底の筋が収縮します。その結果、足底全体が固くなり、中央部にシワができます。固くなった状態をゆっくり5秒間保持します。その後、力を抜き、この操作を10回程度繰り返します。足底部の筋が弱いクライアントに対しては、運動により筋疲労が生じる可能性があるため、5回程度に留めてもOKです。前述の回数は目安とし、対象者状態に合わせて適宜判断しましょう。

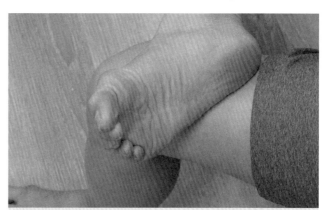

足趾を曲げると、足底全体に力が入り、中央にシワができます

このケアと組み合わせると効果的

● 足の扁平化が目立つ場合は、このケアの前に、扁平足の骨配列を整えるケア（2-6節）を行う。
● 足趾が動かしにくい場合は、このケアの前に、足趾を動かすケア（2-2節）を行う。

身体移動に重要な足部外在筋を鍛えるテクニック

●転倒の危険性が高い方
●歩行機能の低下がみられる方
●速く走る、高く飛ぶなどの運動パフォーマンスを改善したい方
●足首の捻挫を繰り返す方

参考動画

➕ STEP1 ▷▷アーチトレーニングIV　後脛骨筋

後脛骨筋（こうけいこつきん）は、足の内側の縦アーチを支える外在筋の一つです。そして、長腓骨筋（ちょうひこつきん）は、足の外側の縦アーチを支える外在筋の一つです。後脛骨筋と長腓骨筋は、足底部で交差しながら中足骨底、楔状骨（けつじょうこつ）に付着します。たすき掛けのような状態にあるため、両筋が収縮すると縦アーチのみならず、足の横アーチも挙上します。

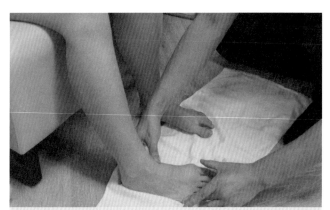

足を軽度底屈位の状態のまま、小趾タオルを内側に寄せます（内返し運動）

➕ STEP2 ▷▷アーチトレーニングIV　長腓骨筋

このIVのトレーニングは、後脛骨筋と長腓骨筋を鍛えるトレーニングです。足の下にタオルを敷き、足関節は軽度底屈位とします。小趾で内側にタオルを集めるように動かすと後脛骨筋が、母趾で外側にタオルを寄せるように動かすと長腓骨筋がトレーニングできます。内外と交互に足を動かす運動を20回程度行います。

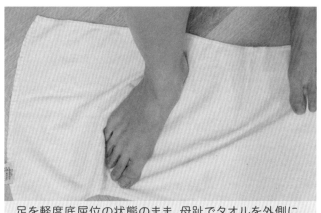

足を軽度底屈位の状態のまま、母趾でタオルを外側に寄せます（外返し運動）

➕ STEP3 ▷▷アーチトレーニングⅤ タオルギャザー ①姿勢

足の外在筋である長母趾屈筋や長趾屈筋は、足関節を底屈させると短縮位となり、筋の収縮効率が低下します。そのため、タオルギャザーを行う際は、膝関節は屈曲90°位、足関節は底背屈0°位とすると、効率よく長母趾屈筋と長趾屈筋を働かせることができます。

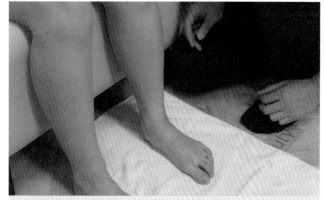

膝関節は屈曲90度位、足関節は底背屈0度の中間位とします

➕ STEP4 ▷▷アーチトレーニングⅤ タオルギャザー ②運動

足趾を屈曲し、タオルを手前に引き寄せます。その運動を3〜4回程度行うと、足底部にタオルが集まり、運動が継続できなくなりますので、その際は集まったタオルを伸ばします。MTP関節をしっかり曲げると、足部内在筋の筋収縮も生じるため、MTP関節を含め、足趾全体を曲げるようにしましょう。この一連の運動を20回程度行います。

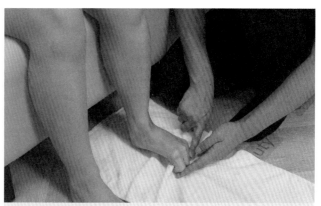

足趾を屈曲する際は、MTP関節部分からしっかりと屈曲します

このケアと組み合わせると効果的

- 足趾が動かしにくい場合は、このケアの前に、足趾を動かすケア（2-2節）を行う。
- 足の内在筋を鍛える、足部アーチトレーニング（2-7節）と組み合わせることで、足のアーチ機能が改善し、運動パフォーマンスを高めることができる。

2⁹ 扁平足用テープ

扁平足変形を防止し、足の剛性を高めるテーピング

参考動画

➕ STEP1　▷▷踵骨外側のテープ

距骨下関節が外返し位（後足部外反位）となると、ショパール関節の可動性が高まり、足全体が柔軟な状態となります。そのためテープは、距骨下関節の外返し運動を制動することが主な目的となります。踵骨内側に後方から前方にかけ、やや斜めにテープを貼り、距骨下関節を内返し位（後足部内反位）に誘導します。

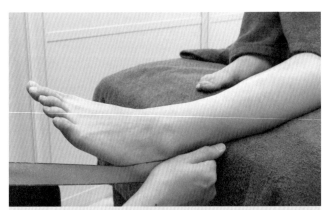

少し斜め方向にテープを踵骨にかけ、後足部を内反位に誘導します

➕ STEP2　▷▷足底部のテープ

次に、足底部を横切るようにテープを外側から内側に引っ張ります。この際、テープが踵骨の前方、距骨の先端部分である距骨頭と舟状骨の底側面に当たるように貼ります。真横にテープを張るのではなく、内果（内くるぶし）の前にテープがくるように、少し前方に向かって貼るのがポイントです。

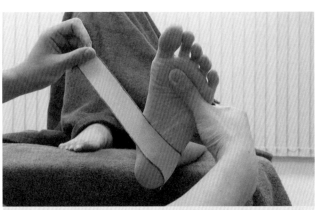

距骨頭と舟状骨を足底から支えるように、テープを貼ります

⊕ STEP3　▷▷距骨のテープ

足関節を中間位とし、距骨頭を持ち上げるように内側に移動したテープを緊張させながら内果の前を通します。この操作の際に足関節が底屈位となると、後足部の内反誘導が過度になるため、足関節は中間位となるように注意しましょう。また、テープを過度に緊張させると矯正力が強すぎることになるため、テープの緊張度合いに注意しましょう。

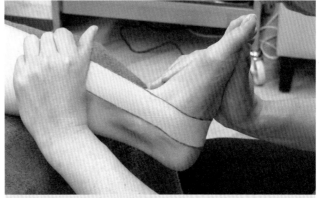

足関節を中間位とし、距骨を持ち上げるようにテープを貼ります

⊕ STEP4　▷▷下腿前面のテープ

内果の前を通過したテープは足関節を少し超えたあたりで外側方向に緩やかに折り曲げ、固定します。テープを直線に貼るのではなく、外側方向に曲げて貼ることで、距骨頭に対し内側に移動するのを制動する力を作用させます。

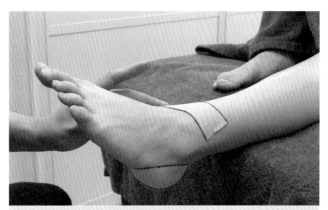

持ち上げたテープを外側方向に緩やかに折り曲げ、固定します

このケアと組み合わせると効果的

- このケアの前に、扁平足の骨配列を整えるケア（2-6節）を行うことで、テープの効果を高め、足の扁平化を予防することができる。
- このケアの後に、足部アーチトレーニング（2-7節、2-8節）と組み合わせることで、足のアーチ機能を高め、足の扁平化を予防することができる。

2¹⁰ 外反母趾用テープ

外反母趾変形の悪化防止と、痛みを和らげるテーピング

こんなクライアントにお勧め

- ●外反母趾の方
- ●足部アーチが低下した外反母趾の方
- ●外反母趾の痛みが気になる方
- ●足の裏やふくらはぎが疲れやすい方

参考動画

✚ STEP1 ▷▷ 母趾基節骨のテープ

テープの先端にハサミで縦に切れ目を入れます。セパレートされたテープを母趾基節骨に巻き付けます。母趾の先端部分にテープを巻き付けると、母趾の外反矯正力が過度になり、母趾のMTP関節の可動制限や痛みが生じる場合があるため、貼り付け位置に注意しましょう。その後、母趾外反位を中間位に矯正したまま、テープを踵骨の内側に向かって貼ります。

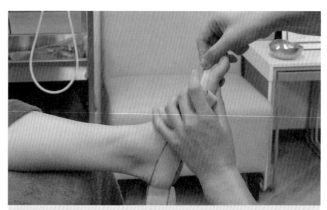

二又に切ったテープを母趾の基節骨に貼り、母趾の外反を戻します

✚ STEP2 ▷▷ 踵骨外側のテープ

踵骨内側に貼ったテープは踵骨の後面から外側に向かって貼り付け、踵骨をロックします。この際、テープを張った母趾が中間位の状態のままとなるよう、母趾と示趾（人差し指）の間に自身の指を入れ、母趾が外反位にならないようにします。外側に回したテープは、再び内側に向かって引っ張ります。

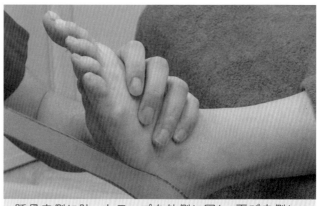

踵骨内側に貼ったテープを外側に回し、再び内側に引っ張ります

⊕ STEP3　▷▷第1足根中足関節のテープ

　内側楔状骨と第一中足骨で構成される関節を、第1足根中足関節といいます。外反母趾では第1足根中足関節部分で、第1中足骨の内反、回内変形が生じます（詳しくは4-11節参照）。そのため、内側に回したテープは、第1足根中足関節の直上にくるように少し前に貼り付けます。

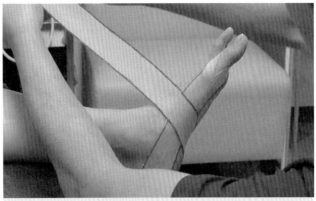

第1足根中足関節部分にテープをひっかけ、第1中足骨の内反を制動します

⊕ STEP4　▷▷中足骨のテープ

　テープを把持していない側の手で中足骨を側方から軽く圧迫し、足の横アーチを高めた状態を維持したまま、中足骨の中央にテープを2周、巻き付けます。扁平足に外反母趾を合併し、足全体が扁平化している場合は、この後に、前述の扁平足用テープ（2-9節）を貼ると、後足部が制動され、外反母趾変形の予防効果が高まります。

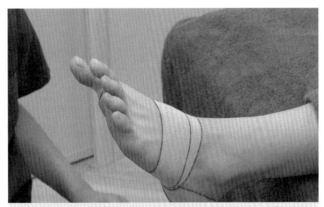

横アーチを高くした状態のまま、中足部をテープで固定します

このケアと組み合わせると効果的

- ●足部アーチが低下した外反母趾の方の場合は、扁平足用テープ（2-9節）を組み合わせることで、外反母趾変形を予防することができる。
- ●このケアの前に、足部アーチトレーニング（2-7節 I と II、2-8節Ⅳ）を行うことでテープの効果を高め、外反母趾変形を予防することができる。

2¹¹ ハイアーチ用テープ

ハイアーチ（凹足）を防止し、足の剛性を促すテーピング

こんなクライアントにお勧め

- ●足がハイアーチ（凹足）の方
- ●足関節の可動性が低下している方（足首が固い方）
- ●下腿前面（脛の前）に痛みや疲れがある方
- ●足首の捻挫（内反捻挫）を繰り返す方

参考動画

➕ STEP1 ▷▷踵骨内側のテープ

距骨下関節が外返し位（後足部外反位）となると、ショパール関節の可動性が高まり、足全体が柔軟な状態となります。ハイアーチは、ショパール関節の可動性が低く、足全体の柔軟性が低い状態のため、距骨下関節の外返し運動を誘導することが主な目的となります。踵骨外側に後方から前方にかけ、やや斜めにテープを貼り、距骨下関節を外返し位（後足部外反位）に誘導します。

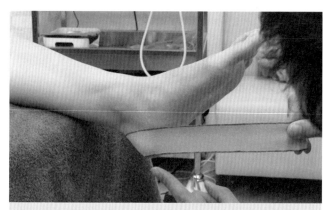

少し斜め方向にテープを踵骨にかけ、後足部を外反位に誘導します

➕ STEP2 ▷▷足底部のテープ

次に、足底部を横切るようにテープを内側から外側に引っ張ります。この際、テープが踵骨の前方、立方骨の底側面に当たるようにテープを貼ります。真横にテープを張るのではなく、内果（内くるぶし）の前にテープがくるように、少し前方に向かって貼るのがポイントです。

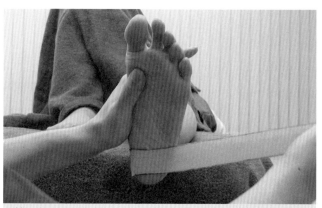

第5中足骨底にテープをひっかけずに、テープを外側に引っ張ります

➕ STEP3　▷▷立方骨のテープ

　足関節を中間位とし、立方骨を持ち上げるように外側に移動したテープを緊張させながら外果の前を通します。この操作の際にテープが第5中足骨にかからないように注意しましょう。第5中足骨にテープをひっかけると、中足部にテープが作用し、足全体が外返し位になり、望ましくありません。また、テープを過度に緊張させると矯正力が強すぎることになるため、テープの緊張度合いに注意しましょう。

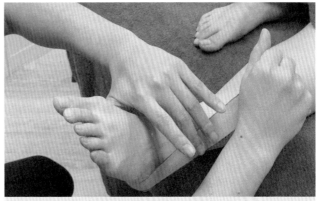

足関節を中間位とし、立方骨を持ち上げるようにテープを貼ります

➕ STEP4　▷▷下腿前面のテープ

　外果の前を通過したテープは足関節を少し超えたあたりで内側方向に緩やかに折り曲げ、固定します。テープを直線に貼るのではなく、内側方向に曲げて貼ることで、立方骨に対し外側に移動するのを制動する力を作用させます。

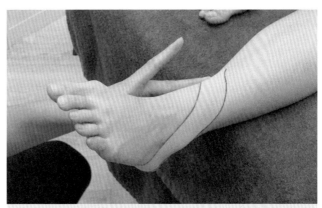

持ち上げたテープを内側方向に緩やかに折り曲げ、固定します

このケアと組み合わせると効果的

● このケアの前に、ふくらはぎの柔軟性を高めるケア（2-3節）、足関節の可動性を高めるケア（2-4節、5節）を行うことでテープの効果を高め、足のハイアーチ化を予防することができる。

● このケアと、足趾を暖めるケア（2-1節）を組み合わせることで、足底部の筋の柔軟性を高め、足底腱膜への負担を軽減することができる。

MEMO

第3章

インストラクターに
役立つ靴の知識

本章では、インストラクターが足や靴に関する指導を行う上で必要となる知識を、現状や課題からシューズフィッティングまで幅広く紹介します。靴のサイズ不良や、足とからだのトラブルが問題視される今、インストラクターによる足と靴の指導が求められています。

靴の不都合な真実

サイズに合った靴とは永遠に出会えない？

➕ 多くの靴が足に合わない

　足のサイズに完全に合った靴と出会うことは、実はとても難しく、永遠に出会えないといっても過言ではありません。

　理由は3つあります。1つ目は「市販靴はサイズが少ないから」です。日本の靴のサイズはJIS（**日本工業規格**）に基づいて、足長と足囲（あるいは足長と足幅）の2か所の寸法を表示するようになっています。サイズは、成人の場合は男女ともにA、B、C、D、E、EE、EEE、EEEE、F、Gの10サイズあり、こどもの場合はAを除く9サイズあります。たとえば、足長が26cm、足囲が249mmの男性であれば、足に合った靴のサイズは「26cm-E」となります。

➕ 靴のメーカー事情

　さて、この膨大な数のサイズを、靴メーカーがすべて準備するでしょうか？　メーカーとしてはやはり、よく出る（売れる）サイズを中心に製造し、あまり出ない（売れない）サイズは積極的に製造しません。そのため、足に合った市販靴と出会うことは、とても難しいといえます。

　2つ目の理由は、サイズ表記が同じであっても、メーカーが異なれば、サイズが微妙に異なるからです。A社の靴は比較的足に合うのに、同じサイズのB社の靴は足に合わないということが起こり得ます。

➕ 足のサイズには左右差がある

　3つ目の理由は、多くの人で足のサイズに左右差が見られるからです。左右差が顕著な場合、左側の靴はピッタリなのに、右側の靴は大きい（小さい）ということが起こり得ます。

JIS靴のサイズ表①

JIS靴のサイズ表（女性用）

足長		A		B		C		D		E		EE		EEE		EEEE		F	
cm	mm	足囲	足幅	足囲	足幅	足囲	足幅	足囲	足幅	足囲	足幅	足囲	足幅	足囲	足幅	足囲	足幅	足囲	足幅
19.5	195	183	76	189	78	195	81	201	83	207	85	213	87	219	89	225	91	231	93
20	200	186	78	192	80	198	82	204	84	210	86	216	88	222	90	228	92	234	94
20.5	205	189	79	195	81	201	83	207	85	213	87	219	89	225	91	231	93	237	96
21	210	192	80	198	82	204	84	210	86	216	88	222	91	228	93	234	95	240	97
21.5	215	195	81	201	83	207	86	213	88	219	90	225	92	231	94	237	96	243	98
22	220	198	83	204	85	210	87	216	89	222	91	228	93	234	95	240	97	246	99
22.5	225	201	84	207	86	213	88	219	90	225	92	231	94	237	96	243	99	249	101
23	230	204	85	210	87	216	89	222	91	228	94	234	96	240	98	246	100	252	102
23.5	235	207	86	213	89	219	91	225	93	231	95	237	97	243	99	249	101	255	103
24	240	210	88	216	90	222	92	228	94	234	96	240	98	246	100	252	102	258	104
24.5	245	213	89	219	91	225	93	231	95	237	97	243	99	249	101	255	104	261	106
25	250	216	90	222	92	228	94	234	96	240	99	246	101	252	103	258	105	264	107
25.5	255	219	91	225	94	231	96	237	98	243	100	249	102	255	104	261	106	267	108
26	260	222	93	228	95	234	97	240	99	246	101	252	103	258	105	264	107	270	109
26.5	265	225	94	231	96	237	98	243	100	249	102	255	104	261	107	267	109	273	111
27	270	228	95	234	97	240	99	246	102	252	104	258	106	264	108	270	110	276	112

JIS靴のサイズ表（男性用）

足長		A		B		C		D		E		EE		EEE		EEEE		F		G	
cm	mm	足囲	足幅	足囲	足幅	足囲	足幅	足囲	足幅	足囲	足幅	足囲	足幅	足囲	足幅	足囲	足幅	足囲	足幅	足囲	足幅
20	200	189	79	195	81	201	83	207	85	213	87	219	89	225	91	231	93	237	96	243	98
20.5	205	192	81	198	83	204	85	210	87	216	89	222	91	228	93	234	95	240	97	246	99
21	210	195	82	201	84	207	86	213	88	219	90	225	92	231	94	237	96	243	98	249	100
21.5	215	198	83	204	85	210	87	216	89	222	91	228	93	234	95	240	97	246	99	252	101
22	220	201	84	207	86	213	88	219	90	225	92	231	94	237	96	243	98	249	100	255	102
22.5	225	204	85	210	87	216	89	222	92	228	94	234	96	240	98	246	100	252	102	258	104
23	230	207	87	213	89	219	91	225	93	231	95	237	97	243	99	249	101	255	103	261	105
23.5	235	210	88	216	90	222	92	228	94	234	96	240	98	246	100	252	102	258	104	264	106
24	240	213	89	219	91	225	93	231	95	237	97	243	99	249	101	255	103	261	105	267	107
24.5	245	216	90	222	92	228	94	234	96	240	98	246	100	252	103	258	105	264	107	270	109
25	250	219	92	225	94	231	96	237	98	243	100	249	102	255	104	261	106	267	108	273	110
25.5	255	222	93	228	95	234	97	240	99	246	101	252	103	258	105	264	107	270	109	276	111
26	260	225	94	231	96	237	98	243	100	249	102	255	104	261	106	267	108	273	110	279	112
26.5	265	228	95	234	97	240	99	246	101	252	103	258	105	264	107	270	109	276	111	282	114
27	270	231	96	237	99	243	101	249	103	255	105	261	107	267	109	273	111	279	113	285	115
27.5	275	234	98	240	100	246	102	252	104	258	106	264	108	270	110	276	112	282	114	288	116
28	280	237	99	243	101	249	103	255	105	261	107	267	109	273	111	279	113	285	115	291	117
28.5	285	240	100	246	102	252	104	258	106	264	108	270	110	276	112	282	114	288	116	294	118
29	290	243	101	249	103	255	105	261	107	267	110	273	112	279	114	285	116	291	118	297	120
29.5	295	246	103	252	105	258	107	264	109	270	111	276	113	282	115	288	117	294	119	300	121
30	300	249	104	255	106	261	108	267	110	273	112	279	114	285	116	291	118	297	120	303	122

JIS靴のサイズ表（子供用）

足長		B		C		D		E		EE		EEE		EEEE		F		G	
cm	mm	足囲	足幅	足囲	足幅	足囲	足幅	足囲	足幅	足囲	足幅	足囲	足幅	足囲	足幅	足囲	足幅	足囲	足幅
10.5	105	98	40	104	42	110	44	116	46	122	48	128	50	134	52	140	54	146	57
11	110	102	42	108	44	114	46	120	48	126	50	132	52	138	54	144	56	150	58
11.5	115	106	43	112	45	118	48	124	50	130	52	136	54	142	56	148	58	154	60
12	120	110	45	116	47	122	49	128	51	134	53	140	56	146	58	152	60	158	62
12.5	125	114	47	120	49	126	51	132	53	138	55	144	57	150	59	156	61	162	63
13	130	118	48	124	51	130	53	136	55	142	57	148	59	154	61	160	63	166	65
13.5	135	122	50	128	52	134	54	140	56	146	59	152	61	158	63	164	65	170	67
14	140	126	52	132	54	138	56	144	58	150	60	156	62	162	64	168	66	174	69
14.5	145	130	54	136	56	142	58	148	60	154	62	160	64	166	66	172	68	178	70
15	150	134	55	140	57	146	59	152	62	158	64	164	66	170	68	176	70	182	72
15.5	155	138	57	144	59	150	61	156	63	162	65	168	67	174	69	180	72	186	74
16	160	142	59	148	61	154	63	160	65	166	67	172	69	178	71	184	73	190	75
16.5	165	146	60	152	62	158	65	164	67	170	69	176	71	182	73	188	75	194	77
17	170	150	62	156	64	162	66	168	68	174	70	180	72	186	75	192	77	198	79
17.5	175	154	64	160	66	166	68	172	70	178	72	184	74	190	76	196	78	202	80
18	180	158	65	164	67	170	70	176	72	182	74	188	76	194	78	200	80	206	82
18.5	185	162	67	168	69	174	71	180	73	186	75	192	78	198	80	204	82	210	84
19	190	166	69	172	71	178	73	184	75	190	77	196	79	202	81	208	83	214	85
19.5	195	170	70	176	73	182	75	188	77	194	79	200	81	206	83	212	85	218	87
20	200	174	72	180	74	186	76	192	78	198	81	204	83	210	85	216	87	222	89
20.5	205	178	74	184	76	190	78	196	80	202	82	208	84	214	86	220	88	226	91
21	210	182	76	188	78	194	80	200	82	206	84	212	86	218	88	224	90	230	92
21.5	215	186	77	192	79	198	81	204	84	210	86	216	88	222	90	228	92	234	94
22	220	190	79	196	81	202	83	208	85	214	87	220	89	226	91	232	94	238	96
22.5	225	194	81	200	83	206	85	212	87	218	89	224	91	230	93	236	95	242	97
23	230	198	82	204	84	210	87	216	89	222	91	228	93	234	95	240	97	246	99
23.5	235	202	84	208	86	214	88	220	90	226	92	232	94	238	97	244	99	250	101
24	240	206	86	212	88	218	90	224	92	230	94	236	96	242	98	248	100	254	102
24.5	245	210	87	216	89	222	92	228	94	234	96	240	98	246	100	252	102	258	104
25	250	214	89	220	91	226	93	232	95	238	97	244	100	250	102	256	104	262	106
25.5	255	218	91	224	93	230	95	236	97	242	99	248	101	254	103	260	105	266	107
26	260	222	92	228	95	234	97	240	99	246	101	252	103	258	105	264	107	270	109

こどもの足の実態(足のサイズ)

JIS靴のサイズ(11歳以下)の分布

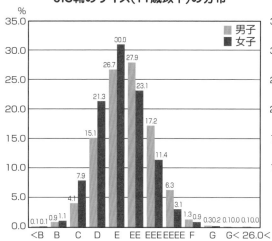

凡例:
- 男子
- 女子

縦軸 %:
- 35.0
- 30.0
- 25.0
- 20.0
- 15.0
- 10.0
- 5.0
- 0.0

横軸とデータ値:
	<B	B	C	D	E	EE	EEE	EEEE	F	G	G<	26.0<
男子	0.1	0.9	4.1	15.1	26.7	27.9	17.2	6.3	1.3	0.3	0.1	0.1
女子	0.1	1.1	7.9	21.3	30.0	23.1	11.4	3.1	0.9	0.2	0.0	0.0

(規格に当てはまらないものを、<B、G<、26.0<とした)

JIS靴のサイズ(12歳以上)の分布

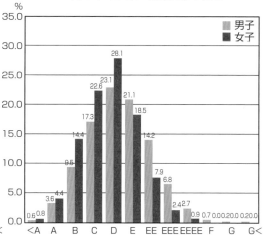

凡例:
- 男子
- 女子

縦軸 %:
- 35.0
- 30.0
- 25.0
- 20.0
- 15.0
- 10.0
- 5.0
- 0.0

横軸とデータ値:
	<A	A	B	C	D	E	EE	EEE	EEEE	F	G	G<
男子	0.6	3.6	9.5	17.3	22.6	23.1	14.2	7.9	2.4	0.9	0.0	0.0
女子	0.8	4.4	14.4	22.6	28.1	21.1	18.5	6.8	2.7	0.7	0.2	0.0

(規格に当てはまらないものを、<A、G<、とした)

『足の健康と靴のしおり(改訂版)』より

子供の足を正しく計測すると、一般的な市販靴のサイズであるE、EE以外のサイズのこどもも、多数いることがわかりました。こどもの多くが自分の足のサイズと合っていない靴を履いている可能性があります。

こどもの足の左右差

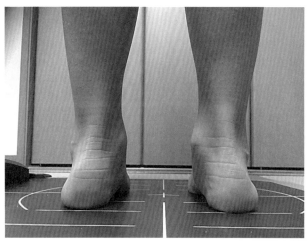

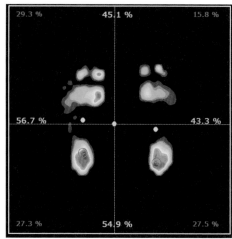

上段: 29.3 %　45.1 %　15.8 %
中段: 56.7 %　43.3 %
下段: 27.3 %　54.9 %　27.5 %

こどもの足の成長には左右差が存在することが報告されています。左の写真は9歳男の子の足を後ろ側から観察した写真です。後足部の傾きに左右差がみられます。足圧データを見ても(右写真)右足に比べて、左足は内側の圧が高い(圧が高い部分は赤色に映る)ことがわかります。

学校指定靴の難しい問題

　日本の小学校や中学校でこどもが履く**学校指定靴**。こどもたちは一律、学校で指定されたメーカーの靴を履きます。しかし、メーカーが製造できる靴のサイズには限度があるため、中にはどうしても足のサイズと合わない靴を履かざるを得ないこどもが現れます。

　本来の足のサイズに合っていない靴を履くことが、こどものからだと足の成長に良くないことは自明です。靴メーカーを指定せずに自由に靴メーカーを選択し、できるだけ自分の足に合った靴を選べる体制に変えなければという思いで「学校指定靴問題」と題しました。

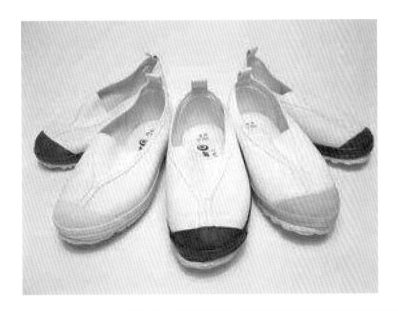

まとめ

①日本の靴のサイズはJIS（日本工業規格）で定められている。
②JISの定めるサイズのすべてを靴メーカーは製造していない。
③同じサイズでも靴メーカーが異なれば、サイズは微妙に違う。
④足の左右差が顕著であれば、片側のサイズが合わない場合がある。

足と靴のサイズチェック

計測に加えて、中敷きを活用しよう

➕ 自分の足を知る

　たとえJISに定められたすべてのサイズの靴が存在しないとしても、足を計測し、自分の足の
サイズを正しく認識することはとても大切です。そこで、クライアントの足のサイズを計測する
方法を紹介します。

➕ 計測方法

　足のサイズを計測するときは、靴下は履いた状態で行います。靴下の厚さで寸法が変わるた
め、履く靴下は通気性が良く、極端に厚くない一般的な靴下で計測しましょう。
　足長、**足幅**、**足囲**の3か所を計測します。**足のアーチ**は荷重により変形するため、いずれの計
測も立った状態で行います。その際、足趾が曲がっていればできるだけ伸ばし、足趾がしっか
りと地面についた状態にしましょう。
　JISのサイズ表を見て、自分の足のサイズを正しく認識したら、今度はサイズにあった靴を選
びます。

➕ 中敷きは貴重な情報源

　中敷き（インソール）を取り出し、かかとをしっかりと合わせた状態で、中敷きの上に立ち、足
長を確認します。中敷きの先端から、足の最も長い足趾先端までの長さが1cmあれば足長は
問題なしとします。5mm以下であれば足に対して靴が小さい靴と判断します。
　次に、中敷きの横幅と足幅を確認します。足幅が中敷きにしっかり収まっている状態であれ
ば、足幅は問題なしとします。中敷きから足幅が大きくはみ出している場合は、足に対して小さ
い靴と判断します。

➕ クライアントへ伝えるポイント

　クライアントには、自分の足のサイズを正しく知ることはとても重要なことであること、そし
て中敷きは貴重な情報源であり、中敷きを取り外せる靴が望ましいことを伝えましょう。

足のゆびのタイプ

エジプト型	ギリシャ型	スクウェア型
母趾が一番長い	示趾が一番長い	足趾長さが一定
オブリーク	ラウンド	スクウェア（フレンチ）

ひとの足のゆびの形状には、3つほどタイプが存在することがわかっています。それぞれのゆびの形に合った靴を選ぶことが大切です。

足の計測箇所

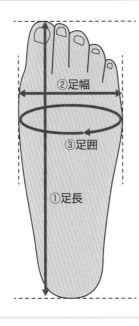

②足幅

③足囲

①足長

①足長
1番長い指先から、かかとまでを直線で測った値

②足幅
足の一番幅が広い部分を横に直線で測った値

③足囲
親指の付け根の骨～小指の付け根の骨
（最も出っ張った部分）をぐるっと1周測った値

足の計測は3か所で行います。計測する際は、しっかりと足のゆびが伸びているか確認しましょう。また、計測は立った状態で行うのが基本です。

足の計測方法

足長の計測

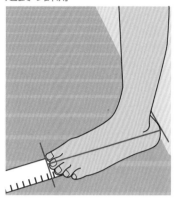

足囲の計測

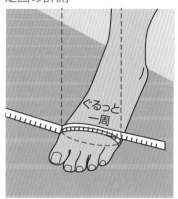

ぐるっと
一周

足幅の計測

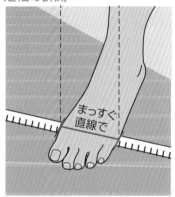

まっすぐ
直線で

捨て寸

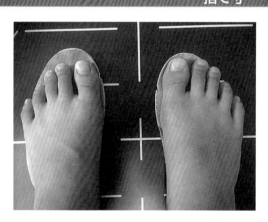

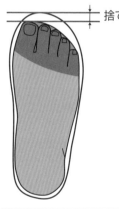

捨て寸5～10mm

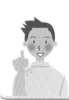

中敷きの先端と最も長い足のゆびとの距離が5mm～1cmのサイズが理想です。左の写真は8歳男の子の足の写真です。左側は1cmよりも捨て寸が大きく、右側は捨て寸がほとんど見られません。この場合は、小さい靴を履いて足のゆびが曲がることを問題と考え、大きい側の足に合わせて靴を選びます。

その場合、左側の靴は甲押さえをしっかり固定し、靴の中で足が前方に滑らないようにします。靴のかかとやつま先に詰め物をするのは控えましょう。

扁平足のサイズチェック

　扁平足の場合、足のアーチ構造が荷重により変形しやすい状態にあるため、中敷きの横幅に対し、足がはみ出してしまうことも少なくありません。

　そんなときは、クライアントの足の中足骨を横から軽く挟み、中敷きに足が収まるかを確認します。それでも中敷きに足が収まらない場合は、足に対して靴が小さいことになります。中敷きに足が収まった場合は、次の3-3節で紹介するポイントを参考に靴を選べばよいということになります。

　扁平足のサイズチェックはこのような手順で行いましょう。

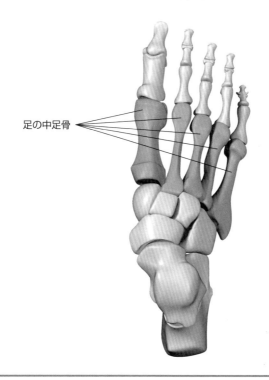

足の中足骨

まとめ

①自分の足のサイズを正しく認識することは大切。
②足のサイズを計測するときは、靴下を履いた状態とする。
③計測したサイズに合った靴を選び、中敷きを取り出す。
④中敷きの爪先部分のゆとりと足幅をチェックする。

理想的な靴選びの
ポイント

どんな形状の靴を理想とするか?

➕ 年齢を問わず共通

　本節では、からだに良い靴を選ぶポイントを紹介します。こどもから高齢者まで年齢を問わず共通することですので、幅広い年代のクライアントを担当するインストラクターの皆さまにとっては、必ず知っておくべきポイントです。

➕ 靴選びのポイント

①かかと部分がしっかりしている

　かかとには、からだの体重の約2/3の重さが加わります。かかと部分が柔らかい靴は、十分にからだを支えることができません。**靴のかかと**を踏んではいけないのは、体重をかかとで支えられなくなるからです。かかと部分がしっかりした靴を選びましょう。

②靴が簡単にねじれない

　通常、靴の足底部には、靴の強度を高める**シャンク**とよばれる素材が埋め込まれています。シャンクがある靴をねじることは難しく、シャンクがない靴は簡単にねじれます。

③甲押さえに十分な長さと固定力がある

　靴の**甲押さえ**には、靴の中で足が前方に滑らない「滑り止め」の役割があります。甲押さえがない靴は、靴の中で足が滑り、足趾の変形を助長します。甲押さえに十分な長さと固定力がある靴を選びましょう。

④靴の先端部分が広い

　靴の先端部分には、足趾が動くスペースが必要です。先端部分が狭い靴は、足趾の動きが制限され、足趾の機能が発揮されにくくなります。靴の先端部分が広い靴を選びましょう。

⑤足趾の関節部分で靴底が曲がる

　足趾の動きを制限することがないように、靴底が足趾(**MTP関節**)で曲がる靴を選びます。土踏まず部分全体が曲がる靴を選ばないように注意しましょう。

⑥アウトソールに特別な加工がない

　市販靴の中には、機能性やデザイン性を重視し、靴の**底側面(アウトソール)**に特別な加工を施している場合があります。アウトソールの形状はからだに対する影響が大きく、特別な加工はかえってからだに負担をかける可能性があります。アウトソールに特別な加工がない靴を選びましょう。

⑦中敷きが取り外しできる

　中敷き(インソール)は、足と靴のサイズとの適合性を確認したり、足の荷重状態を確認したりと、きわめて貴重な情報源といえます。中敷きが取り外しできる靴を選びましょう。

子どもの足の成長に合わせてサイズ・かたち
の合ったシューズをお選びください。

甲の高さが調整できること

ひもやワンタッチテープなど、甲の高さ
が調整できる靴を選びましょう。
子どもの足に合わせてきちんと締めて
あげてください。

かかと部分がフィットしてますか？

足が靴の中で泳がないように固定
することで、安定した歩行ができる
ようになります。

つま先は広く、厚みがありますか？

子どもは指で地面をつかむように歩く
ので、指が自由に動かせる余裕が必要
です。

靴底には適度な弾力性がありますか？

地面からの衝撃をやわらげることで足
を守ります。厚すぎる靴も避けましょう。

つま先が少しそり上がっていますか？

土踏まずが完成していない子どもはベ
タ足で歩きます。
そりがないと、つまずきやすくなります。

足の曲がる位置で靴も曲がりますか？

サイズが大きいと、曲がる位置がズレ
てしまいます。厚すぎて曲がりにくい靴
底も適しません。

かかとの強度チェック

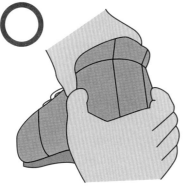

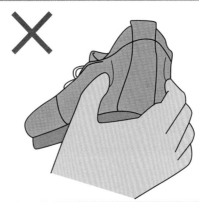

通常は靴のかかとに「月形しん」と呼ばれる、かかとの強度を高める素材が埋め込ま
れます。月形しんがない靴のかかとは柔らかく、足のかかとの骨をしっかりと支える
ことが難しくなります。靴はかかとがしっかりしたものを選びましょう。

かかとを踏んだ靴

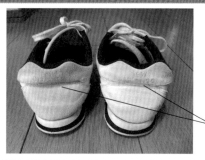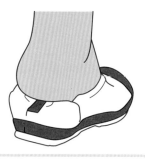

ヒール中央のシワ

靴のかかとを踏むと、体重の3分の2を支えるかかと部分のホールドが不十分になり、からだに負担が生じます。靴のかかとを踏み続けると、ヒールの中央にシワが作られます。

シャンク

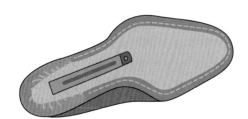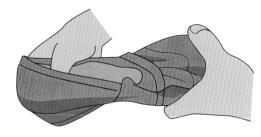

シャンクは、足の足底腱膜のような役割を担っています。シャンクが入っていない靴では足底腱膜の負担が高まります。その結果、足のアーチ機能が低下し、足や膝、腰に組織損傷が生じる可能性があります。シャンクが入っていない靴は両手で捻じると、簡単に捻じれます。靴を選ぶ際は、簡単に捻じれない靴を選びましょう。

中敷きは貴重な情報源

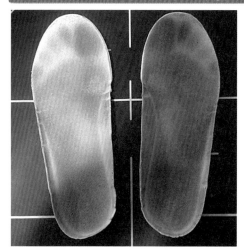

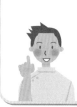
中敷きの汚れ方や摩耗部分などを観察すると、足のゆびが普段しっかりと地面と接しているか、足に限局して圧が高いところがあるかなど、足の健康状態を考察することができます。中敷きは貴重な情報源となるので、靴を選ぶ際は中敷きを取り外せる靴を選びましょう。

STEP UP! 上靴（バレーシューズ）の特徴

　上靴（バレーシューズ）を前述のポイントで考えると、①と②と⑦が不十分で、その他は何とかクリアできていそうです。

　甲押さえが短く、固定力が弱いため、足のサイズより大きい上靴を選ぶと、靴の中で足が前に滑りやすくなります。おそらく、上靴は靴そのものの性能よりも、あくまでこどもが靴を履くときの履きやすさを優先して作られたものと思われます。

　たしかに、低学年のこどもにとって、履きにくい上靴を使用することは大変です。ですが、一日の大半の時間、上靴を履いて過ごすことを考えると、高学年になれば履きにくいけれどもしっかりした上靴を履くように変えた方が、望ましいのではないかと思います。

　上履きを選ぶときは、できるだけ甲押さえがしっかりとした上履きを選ぶようにしましょう。

まとめ

○健康によい靴を選ぶ際は、以下を参考とする。
1. かかと部分がしっかりしている
2. 靴が簡単に捻じれない
3. 甲押さえに十分な長さと固定力がある
4. 靴の先端部分が広い
5. 足のゆびの関節部分で靴底が曲がる
6. アウトソールに特別な加工がない
7. 中敷きが取り外しできる

3⁴ ハイヒールを選ぶポイント

からだに負担がかかりにくいハイヒールとは？

➕ ハイヒールを履きたい方へ

　女性のクライアントの中には、ハイヒールを好んで履く方もいるかと思います。今回は、からだの健康を最優先に考えた場合、ハイヒールをどのような視点で選べばよいのか、ハイヒール選びの指導のポイントを紹介します。

➕ ハイヒールの特徴

　床からソールまでの距離が6cmある靴をハイヒールといいます。ヒールの高さと前足部の体重負荷率との関係は調べられており、はだしの状態での前足部への体重負荷率がおよそ22%であるのに対し、9cmの高さのヒールでは前足部の体重負荷率は63%まで増加するといわれています。

　ヒールの高さが高くなるほど、足趾の体重負荷率が上がることから、ハイヒールは、足趾の変形を助長する可能性があります。また、多くのハイヒールは靴のかかと部分が平坦な形状ではなく傾斜しており、甲押さえが少ないこともあって、靴の中で足が前方に滑りやすいという特徴があります。

➕ ハイヒールを選ぶポイント

①ヒールの先端が大きい

　ヒールの先端が大きい方が、かかとの体重負荷率が上がり、かかとでからだが支えやすくなります。ピンヒールよりもう少し先端が大きいヒール靴を選びましょう。

②ヒールが低い

　ヒールが低い方が、前足部の体重負荷率が下がり、靴の中で足が前に滑らなくなります。

③かかとが平坦

　ヒール部分が平坦な形状の方が、靴の中で足が前方に滑らなくなります。

④甲押さえ用のストラップがある

　甲押さえを代用するストラップがついている靴を選びましょう。

　ハイヒールを履きたい、あるいは履かざるを得ないというクライアントに対しては、この4つの項目をハイヒール選びのポイントとして伝えましょう。

ハイヒールはかかとの形状に注目する

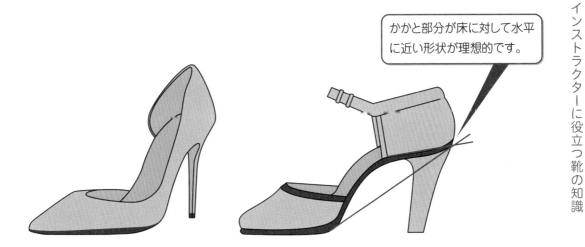

> かかと部分が床に対して水平に近い形状が理想的です。

ハイヒールを選ぶ際は、かかと部分が床に対して水平に近い形状のものを選びましょう。また、ヒールの高さはできるだけ低い方が理想的です。ヒールの高さが低い場合、かかと部分で体重を支えやすくなります。その結果、つま先部分の体重負荷が軽減し、足趾の変形が予防できます。

ヒール高と体重負荷率の関係

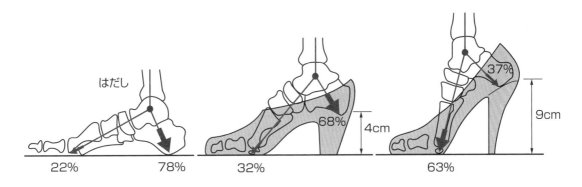

『第2版　腰痛・下肢痛のための靴選びガイド　—からだにあった正しい靴を履いていますか？』より

ヒールの高さが高くなればなるほど、前足部での体重負荷率が増加します。その結果、中足骨頭部分への荷重圧が増加し、中足骨頭部分に痛みが生じたり、中足骨の間を通過する神経への圧迫が増加して神経痛が生じるなど、前足部のさまざまなトラブルが生じることになります。

姿勢と前足部への体重負荷との関係

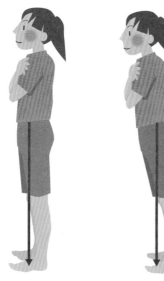
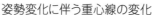

姿勢変化に伴う重心線の変化

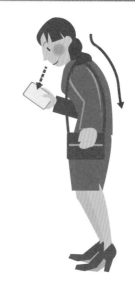

ハイヒール + スマートフォンは要注意

からだが前傾姿勢になると、前足部への体重負荷率はさらに増加します。つまりハイヒールを履きながら、猫背姿勢でスマートフォンを操作すると、さらに前足部への負担が増加し、前足部のトラブルの危険性が高まることになります。

ストラップの有無、ヒールの大きさもチェック

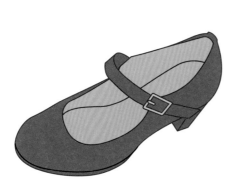
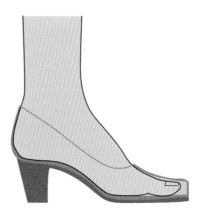

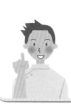

ハイヒールは、靴の中で足が前方にすべりやすいため、甲押さえの代わりとなるストラップがある方が理想的です。ストラップの有無に加えて、ヒールの高さ（低い方が前足部への体重負荷率が低くて理想的）、かかとの形状（平坦な形状が理想的）、ヒールの先端部の大きさ（大きい方が理想的）なども、ハイヒールを選ぶ際には確認しましょう。

ハイヒールを履くと外反母趾になる?

　ハイヒールを履くと、足のゆびの体重負荷率が増加します。ということは、ハイヒールを履き続けると外反母趾になるのでしょうか?

　外反母趾の発現率とハイヒール靴との着用期間との関係を調べた研究によると、関連性は認められなかったという結果となりました。このことから、ハイヒールを長期間履いても外反母趾にならない人もいれば、短時間しか履いていなくても外反母趾になる人もいるということがわかります。

　さらに、足首の関節が固い人や足のアーチを支える筋肉が弱い人にとっては、普通の靴を履くよりも、ハイヒールを履いた方が楽という場合もあります。たしかに、ハイヒールは足のゆびの負担が高い靴ですが、外反母趾に必ずなるとはいえず、一概に悪いともいえないことも知っておきましょう。

まとめ

①床からソールまでの距離が6cmある靴を、ハイヒールという。
②ヒールの高さが高くなればなるほど、足のゆびの負担が増す。
③それでもヒールを履かざるを得ないときは、次の4つをチェックする。
　1. ヒール先端が比較的大きい
　2. ヒールの高さが低い
　3. かかと部分が平坦
　4. 甲押さえ用のストラップがある

3⁵ 足に負担がかかる靴の特徴

値段やデザインに惑わされないで

➕ おしゃれな靴に潜む罠

　からだに症状を抱えたクライアントにとって、足に負担がかからない靴の選び方を指導することはとても大切です。しかしながら、世の中には高価な靴やデザイン性に優れた靴がたくさんあり、中には足の健康に大きく影響を及ぼす靴もあります。本節では足に負担がかかる靴の特徴を紹介します。

➕ 足に負担がかかる靴の特徴

①靴の振りが大きい

　靴の振りとは、後足部と前足部でなす角度のことをいい、通常、約8° に設定されています。靴の振りは、靴の底側面から確認できます。靴の振りが正常であれば、靴を横に倒した際に、靴の小趾側と床面でなす角度が約8°になります。

　靴の振りが大きい靴は、床面から靴の小指側が大きく離れます。靴の振りが大きい靴を履くと、膝への負担が増し、膝のO脚変形や痛みを生む可能性があるので注意が必要です。

②アッパーの取り付け角度が垂直ではない

　靴の上側部分を**アッパー**といいます。アッパーは本来であれば、床、靴のかかと（ヒール）に対して、垂直に取り付ける必要があります。この取り付け角度が垂直でないと、かかとにある関節の骨配列が崩れます。姿勢が崩れ、膝や腰に痛みが出る可能性があるので注意が必要です。

③靴の先端が過度に反り上がっている

　歩きやすさや転倒予防を目的に、靴の先端が過度に反り上がっている靴があります。靴の先端が反り上がっていると地面に足がひっかかりにくくなり、歩きやすさは良くなります。しかし、靴の先端が過度に反り上がっているということは、足趾が地面から離れている状態です。足趾が地面から離れると、足趾の機能が発揮できず、安定して真っ直ぐ立つことが難しくなります。

　足やからだに症状があるクライアントに対しては、この3つのポイントがからだに負担がかかる靴の特徴であることを伝えしましょう。

靴の振りをチェック

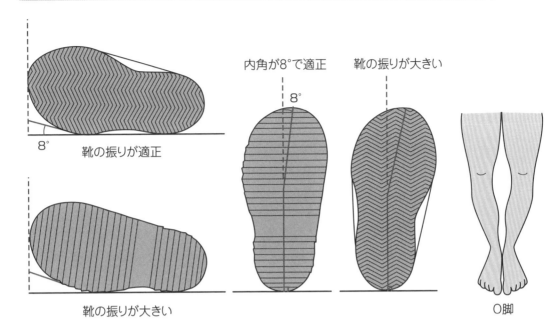

8°
靴の振りが適正

靴の振りが大きい

内角が8°で適正

8°

靴の振りが大きい

O脚

靴の振り（前足部と後足部の角度）は、通常8°に設定されます。靴の振りが大きい靴は、つま先が内側を向いた歩き方になりやすく、膝のO脚変形を助長する可能性があります。

靴の振りが大きい靴

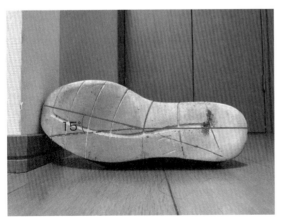

15°

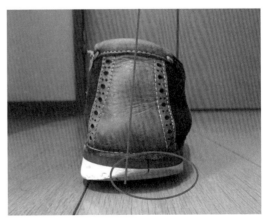

写真の靴は、靴の振りが大きい靴でした。角度を測定すると通常8°で設定されるべき角度が15°を示しました。この靴を履き続けると、かかとの外側がすり減り、かかと全体が外側に倒れる状態になりました。

靴のかかとのすり減りに注意

靴の踵が減っただけでも体への影響は大

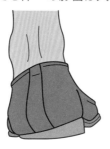

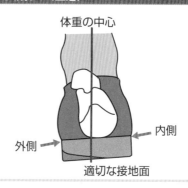

体重の中心

外側 → ← 内側

適切な接地面

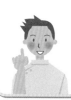

靴のかかとがすり減ると、踵骨は直立位を保てなくなります。踵骨には体重の3分の2の重量が載るため、自重により踵骨の傾斜が進みます。踵骨の上には距骨、距骨の上には脛骨、その上には大腿骨と、からだの骨が積み上がります。踵骨の傾斜の影響は、からだ全身に波及し、慢性的な膝や腰の痛みや疲れをもたらす可能性があります。

アッパーの取り付け角度

左足　×○

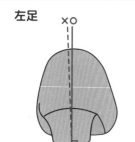

右足　○×

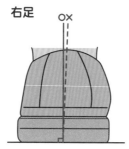

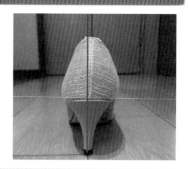

アッパーの取り付け角度は、床に対して垂直が理想的です。ヒールの中央線が左右いずれかに傾いている靴を履くと、足の踵骨が傾き、足や膝に変形や痛みが生じる可能性があります。右の写真をみると、ヒールの中央線がやや右側に傾いているのがわかります。

足のゆびの存在を意識する

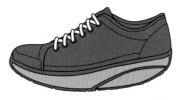

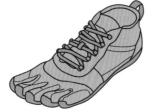

足のゆびには、地面をつかむ役割と地面を押す役割があります。足のゆびの機能をしっかり発揮するためには、靴のつま先が過度に反り上がった靴は適していません。靴を選択するときは、足のゆびの役割を意識し、つま先部分の柔軟性を確認する必要があります。

足のゆびの機能を重視した靴に、靴の先端部分が5本指に分かれた靴もあります。このような靴であれば、足のゆびの機能は発揮しやすい状態にあり、理想的と考えられます。

かかとのない健康シューズ

　かかとがない靴を目にすることがあります。「歩くだけで健康になれる」と書かれおり、とても興味深いです。「歩く」と書かれているので、歩行を楽にしてくれる形状になっているのでしょう。それでは、「立つ」場合にはどうでしょうか？

　ヒトがまっすぐ立ったときには、両かかとに体重の2／3の重量がかかります。そのため、下肢の筋力が弱い人がこの形状の靴を履くと、靴のかかと部分が地面に設置し、靴のつま先が地面から離れる状態になると考えられます。この状態では、足趾が地面から離れてしまうため、姿勢を一定に保つことが難しくなります。

　かかとがない靴は、歩くのには適しているけれども、立ち続けるのには適していない形状と考えられます。かかとのない靴は、あくまでエクササイズ用としての一時的な使用に限定し、普段履きの靴は、前述のチェックポイントにあった靴を選ぶことをお勧めします。

かかとがない靴は、歩くのには適していても、立ち続けるのにはあまり適していません。
使用する際は、エクササイズ用としての一時的な使用に限定した方が良いと考えられます。

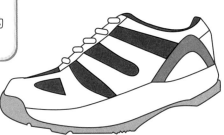

まとめ

○以下の3つのいずれかに該当する靴は、足に負担がかかる可能性がある。

1. 靴の振りが8°以上に設定されている
2. アッパーの取り付け角度がヒール、床に対して90°の状態にない
3. 靴のつま先部分が過度に反り上がっている

3 ⁶ 靴の管理方法

理想は、3足履き替える

➕ 限界を超えた靴

　靴は履き続けると劣化が進みます。劣化した靴は足とからだの健康を妨げる可能性があるので、インストラクターの皆さまは、劣化が進みにくくするための靴の管理方法についても理解しておく必要があります。

➕ 靴の弱点

　靴には水分、湿気に弱いという特徴があります。一日中靴を履き続けると足からコップ一杯分の汗が出るといわれており、一足の靴を毎日履き続けると靴の劣化が進みます。そのため、靴を保管するときはゲタ箱の中に吸湿剤を入れたり、靴は最低でも3足揃えて、1日履いたら2日休めるといった工夫が大切です。

➕ かかとの形状と強度に注目

　靴の強度が低下し、靴が本来もつ機能を発揮できない状態にあれば、靴を買い替える必要があります。たとえば、かかとの外側がすり減ってアッパーが床に対して垂直でない状態や、ヒール部分が柔らかくなった状態であれば、靴を買い替えるべきです。

➕ 足のサイズも確認

　中敷きを取り出して確認したときに、中敷き先端部分と足のゆび先端までの距離が5mm以下の状態や、中敷きから足の幅がはみ出している状態であれば、靴を買い替えるべきです。

甲押さえが折れ曲がった靴

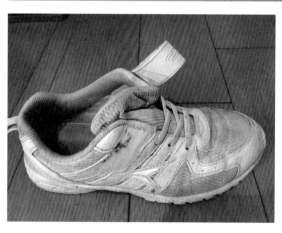

左記の写真の靴は、甲押さえが折れ曲がっており、甲押さえをしっかりと引き出さない状態のまま、靴を履いている様子がうかがえます。靴を正しく履かない状態が続くと、靴の劣化が進みます。

甲押さえの役割

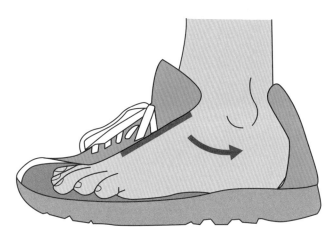

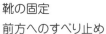
靴の固定
前方へのすべり止め

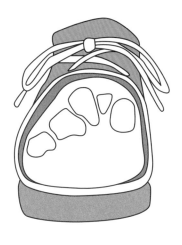
横アーチの保持

靴の甲押さえには、靴の中で足が前方にすべらないよう、すべり止めの役割があります。加えて、中足部を安定させ、足の横アーチを高める役割があります。甲押さえは、からだの健康にも、靴の健康にも大きく影響します。靴を履くときは、しっかり甲押さえを引き出して履きましょう。

かかとの安定性が低下した靴

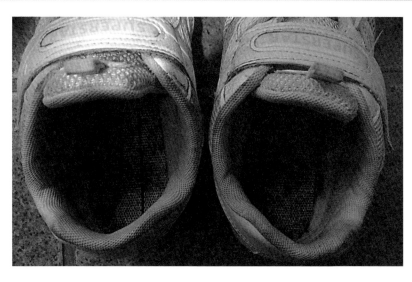

上記の写真の靴は、靴のかかと部分が変形し、かかとの安定性が低下した靴です。靴のかかと部分の強度が明らかに低下している場合は、靴を買い替える必要があります。

靴を買い替えるタイミング

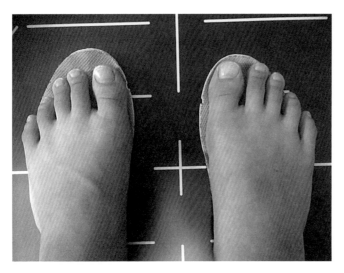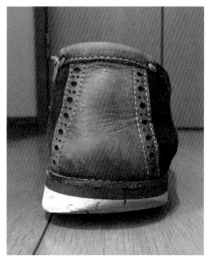

中敷きのサイズが足に合っていない（捨て寸は5～10mm）、靴のかかとの外側（あるいは内側）がすり減り、ヒールが床に対して垂直になっていない場合は、靴を買い替えるタイミングです。

靴は水と湿気に弱い

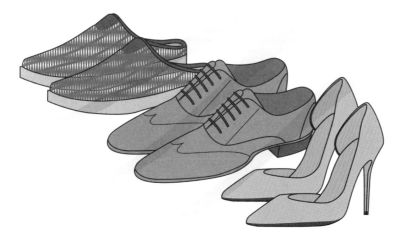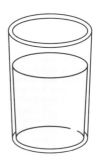

一日中靴を履き続けると、足からコップ一杯分の汗が出るといわれます。靴は湿気に弱いため、靴は通気性が良いところで保管しましょう。

母親の「こどもの靴選び」あるある

　クライアントの中には、幼児や児童のお母さんもいます。母親にこどもの靴選びの大切さを伝えることはとても重要です。伝える際は、実情を理解した上で、伝える必要があります。

　だいたいの母親は、「こどもの足はすぐに大きくなるから」と、少し大きめの靴を選びます。また、こどもは靴選びにすぐにあきてしまいます。こどもと一緒にゆっくり靴を選ぶことができません。そのため、靴屋へいけば、こどもの好きなデザインの靴を選び、少し大きいサイズを購入する──。わずか、2ステップで靴選びが完了します。

　お母さんにこどもの靴選びについて話すときは、このような背景を理解した上で、こどもの靴選びの大切さを丁寧に伝えしましょう。また、こどもと親が一緒になって「靴選びの大切さ」を学ぶ機会を設けることも重要です。

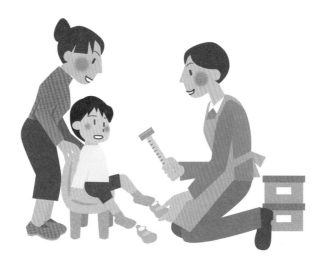

まとめ

①靴本来持つ機能が発揮できない状態であれば、靴は買い替える。

②靴は水分、湿気に弱いので、ゲタ箱には吸湿剤を入れる。

③靴は最低3足用意し、1日履いたら2日休めるようにして履く。

④こどもの靴を選ぶときは、「すぐに大きくなるから」と大きめの靴を選ばない。

インソールとは

インソールは大きく2種類のタイプがある

➕ インソールとは

インソールとは、靴の中敷きを指します。インソールは立ちやすさや歩きやすさなどを改善する効果があると考えられ、安価な既製品から高価なオーダーメイドのものまで、さまざまなものが開発、販売されています。

➕ インソールのタイプ

インソールは大きく次の2タイプに分けられます。

①**タイプⅠ**：足部アーチの安定を優先したインソール

外反母趾や扁平足など**足のアーチ**が崩れた状態の足に対し、足のアーチ構造を支える目的で制作されます。インソールの**アーチサポート**を高く設け、アーチ構造の崩れを防止します。

②**タイプⅡ**：足底部の感覚刺激を利用したインソール

からだに症状が無い若年者あるいはスポーツ愛好者に対し、足底からの**感覚刺激**により望ましいからだの動きを誘導する目的で制作します。数ミリの厚さをもつパッドをインソールに張りつけます。

インソールは大きく2タイプある

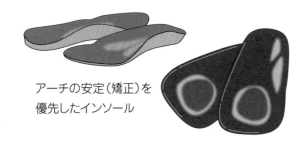

アーチの安定（矯正）を
優先したインソール

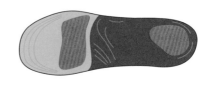

足底部の感覚刺激を利用したインソール

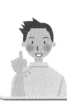

インソールは、大きくは上記2タイプに分けられます。ただし、アーチサポートの高さと位置、形状はさまざまな視点から総合的に考えるべきであり、からだに症状がある方こそ、慎重な判断が求められます。

インソールの作成を希望するクライアントに対しては、担当医師や理学療法士、義肢装具士などの専門家に相談するように伝えましょう。

歩行時の内側縦アーチの長さを分析

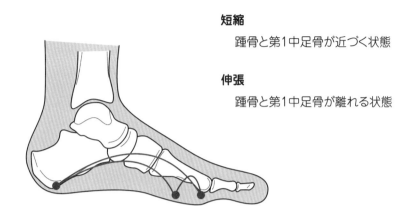

短縮
踵骨と第1中足骨が近づく状態

伸張
踵骨と第1中足骨が離れる状態

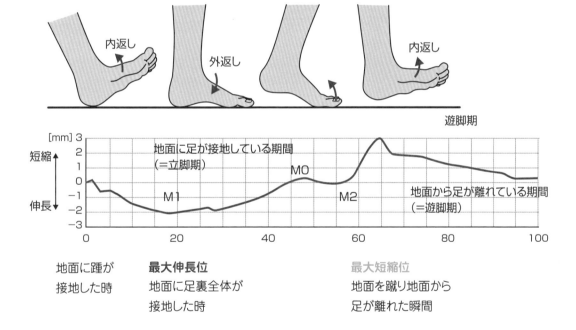

内返し

外返し

内返し

遊脚期

[mm]

短縮

伸長

地面に足が接地している期間
（＝立脚期）

M0

M1

M2

地面から足が離れている期間
（＝遊脚期）

地面に踵が 接地した時	**最大伸長位** 地面に足裏全体が 接地した時	最大短縮位 地面を蹴り地面から 足が離れた瞬間

『第2版　腰痛・下肢痛のための靴選びガイド　―からだにあった正しい靴を履いていますか？』より

歩行時は、内側縦アーチの長さが変化します。地面に足がしっかり接地している期間は、内側縦アーチは伸張されます。地面を蹴り、足が地面から離れる期間は、内側縦アーチは短縮します。インソールは、歩行時の足のアーチの動きを想定して処方します。

典型的な足圧中心の軌跡

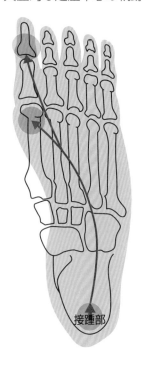

接踵部

非典型的な足圧中心の軌跡

Loop

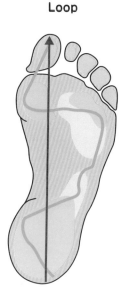

あおり

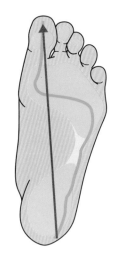

緑色：床反力左右方向分力

中敷によるアーチの調節

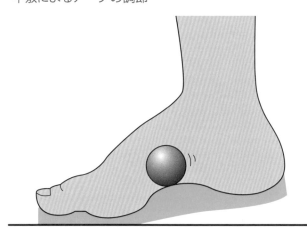

『第2版　腰痛・下肢痛のための靴選びガイド　―からだにあった正しい靴を履いていますか？』より

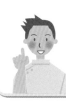

歩行時に足裏にかかる圧の中心点を、**足圧中心**（そくあつちゅうしん）といいます。歩行時の典型的な足圧中心の軌跡は、かかとから足部外側に移動し、その後、母趾の方へ移動します。扁平足や甲高の足になると、足圧中心が左右に大きく移動し、非典型的な軌跡を示します。足のアーチを支えるサポート部分が高すぎると、足圧中心のスムーズな前方移動を妨げ、かえって歩きにくさや足の裏に痛みが生じる可能性があるため注意が必要です。

STEP UP! 足裏にある感覚器（メカノレセプター）

足裏には、感覚器（**メカノレセプター**）が豊富に存在します。メカノレセプターは、足裏全体に均一に分布されているわけではなく、前足部ととくに母趾に密に集中していることがわかっています。

足趾部分は300mgの圧変化も感じることができるといわれ、非常に鋭敏なセンサであることがわかります。また、母趾にメカノレセプターが集中していることから、足における母趾の重要性がわかります。

実は、メカノレセプターの数は加齢に伴って減少することがわかっています。足裏の感覚が鈍くなることが、高齢者の転倒と関連していると考えられています。

糖尿病に罹患したクライアントは、糖尿病による神経障害の影響により、足裏の感覚が非常にわかりにくい状態にあります。このような方に対し、「足が冷えるから」と厚手の靴下を履かせると、さらに足裏の感覚がわかりにくくなるため注意が必要です。

足の冷えを訴えるクライアントに対しては、暖房機器を使用し、できるだけ室温を上げ、足趾が機能しやすく、なおかつ滑り止めがついた5本指ソックス（滑り止め付）を勧めましょう。

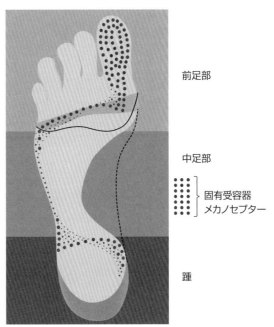

足裏のメカノレセプター

前足部

中足部

固有受容器
メカノレセプター

踵

まとめ

①インソールは靴の中敷きのことを指す。

②インソールのタイプは大きく2つあり、対象者や目的が異なる。

③アーチサポートの高さと位置、形状はさまざまな視点で総合的に考えるべき。

④インソールの作成を検討する場合は、担当医師や理学療法士、義肢装具士に相談する。

3⁸ シューズフィッティング

靴の履き方指導が求められている

➕ 学校で教えてくれれば……

皆さまは、正しい靴の履き方を学校で教わりましたか？　私は記憶にありません（ひょっとすると習ったのかもしれませんが）。靴の履き方を学んだ経験がある方は、案外少ないのではと思います。

➕ 靴の正しい履き方

靴は、次の3つのステップで履きます。

①STEP1：座る

靴は座った状態で履くことが何より大切です。立った状態で靴を履くと、荷重負荷により**足のアーチ**が崩れ、靴に対し足が前に滑る可能性があるためです。靴は座って履きましょう。

②STEP2：かかとトントン

靴は、靴のかかと部分にかかとがしっかり収まった状態で初めて、本来の機能が発揮されます。地面を靴のヒール部分で軽くたたき、**かかと**をしっかり収めましょう。

③STEP3：甲押さえをしっかり出し、固定する

靴の**甲押さえ**には、中足部を安定させ、靴の中での足のズレを防止する役割があります。甲押さえが折れ曲がらないようにしっかり出し、ひも靴であれば甲押さえをしっかり固定します。ひも靴の中には、足首近くまで甲押さえがある靴があります。

足首近くの甲押さえを強くひもで固定すると、足の腱が動きにくくなり、血管や神経を圧迫することによる症状が出る可能性があります。足首近くの甲押さえはあまり強い力で押さえないようにしましょう。

➕ 靴が履けたら歩く

最後に、靴の中で足趾が自由に動かせる状態であるかを確認したら、歩きます。歩くとアーチの崩れが生じ、足に何か違和感が出る可能性があります。足趾が動かしにくい場合や、甲の部分が痛い場合などは、もう一度STEP1に戻ります。

➕ クライアントへ伝えるポイント

靴の履き方の指導は一般的には行われず、教わったことがないクライアントは多数存在します。一人でも多くのクライアントへ正しい靴の履き方を伝えましょう。

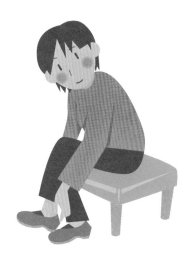

 靴は必ず座った状態で履きます。座るのが難しい方の場合は、小さいイスを用意します。高齢者の場合は、イスから転倒しないようにイスに背もたれを設けるか、壁を背にイスを置くように注意しましょう。

◯

✕

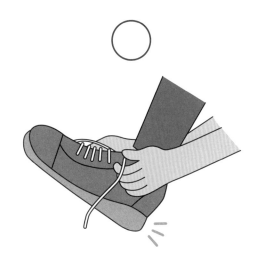

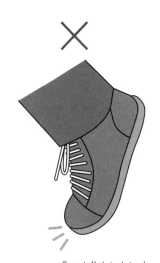

「かかとトントン」

「つま先トントン」

 靴は、ヒール部分に足のかかとがしっかり収まることで初めて機能的になります。「かかとトントン」で、しっかり足のかかとを収めましょう。「つま先トントン」はからだにも靴にも良くありません。

STEP3 甲押さえをしっかり出し、固定する

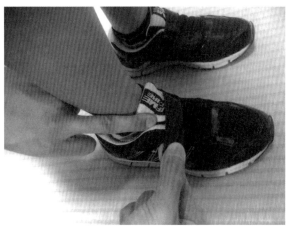
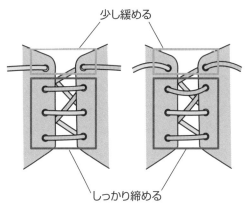

少し緩める

しっかり締める

甲押さえは、折れ曲がらないようにしっかり出し、ベルトまたはひも靴でしっかり固定します。甲押さえは、つま先側をしっかりとしめ、足首に近い側は少し緩めるのがポイントです。甲押さえが足首近くまである場合は、足首に近い部分はあまり強い力で締めないように注意しましょう。

STEP4 歩いてみる

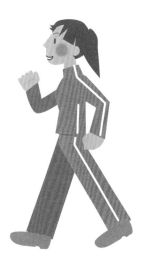
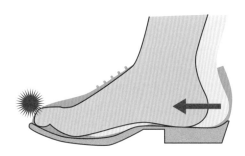

足が前に滑り、ゆびが曲がっていないか確認しましょう

前述のSTEP1〜3をしっかり意識して靴を履いた後は、歩いてみて、靴の中で足が前に滑らないか、どこか足に違和感を感じないかを確認します。とくに靴の中で足のゆびがしっかりと動いているかを確認しましょう。

靴ひもの調整は、一日に何度も行う

　足の状態は、その日の体調や生活習慣などにより、時々刻々と変化します。起床直後の足と夕方前後の足は、状態が異なる場合が往々にしてあります（たとえば、デスクワーク中心の仕事をしている方であれば、足がむくみ、足囲が大きくなります）。

　また、靴を長時間使用する方であれば、足の動きの影響により、ひも靴の引き締め力が低下します。また、足から出る汗により靴の固定性も低下します。

　靴の指導をする際は、靴ひもは一日に何度も調整するものであることしっかりと伝えましょう。

まとめ

①靴は、次の3つのSTEPで履く。
　STEP1 座る（立ってはかない）
　STEP2 かかとトントン
　STEP3 甲押さえをしっかり出し、固定
②足趾が動かしにくい、甲の部分が痛いなど歩いたときの症状に注意する。

MEMO

第4章

足の解剖学と関節運動学

　本章では、足の動きを観察し、指導する上で何を考えるべきなのか、どうすれば足の機能を高めることができるのかなど、インストラクターが知っておくべき解剖学と関節運動学に関する知識を紹介します。第1章から第3章と関連する内容も多いので、照らし合わせながらお読みください。

4 ¹ 足の骨格の特徴

骨格の形状から、足の特徴を読み解く

➕ 足は関節が多い

　足の骨格を観察すると、骨の数が多いことに気づきます。ヒトの足には片足28個、両足で56個もの骨が存在します。全身の骨の数はおよそ200個ですから、からだ全体の4分の1の数の骨が足に集中しています。骨の数が多いということは、**関節**の数も多いといえます。足を理解するためには、関節の理解が不可欠となります。

➕ 踵骨と母趾が大きい

　一つ一つの骨の大きさに注目すると、足の骨の中で「かかとの骨」(**踵骨**)が、他の骨と比べてひときわ大きいことに気がつきます。後足部には体重の2／3の負荷がかかるといわれています。踵骨はからだを支える役割を担うことで、大きく発達したと考えられます。

　また、足趾の骨に注目すると、**母趾**が他の趾と比べて大きいことに気がつきます。踵骨と同様に、母趾もからだを支える役割を担うことで、大きく発達したと考えられます。足は、踵骨と母趾が大きい。これも足の特徴の一つです。

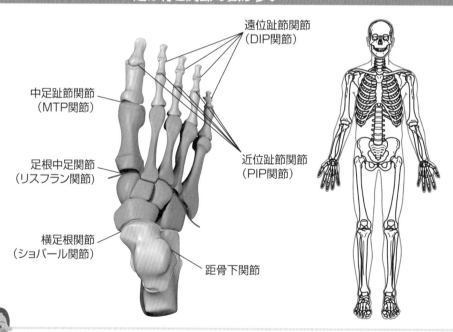

足は骨と関節の数が多い

遠位趾節関節
（DIP関節）

中足趾節関節
（MTP関節）

足根中足関節
（リスフラン関節）

近位趾節関節
（PIP関節）

横足根関節
（ショパール関節）

距骨下関節

足は、多数の骨と関節で構成されています。そのため、見かけ以上に複雑な動きを行うことができます。

矢状面

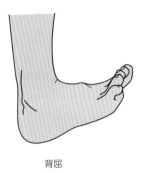

背屈

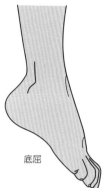

底屈

水平面

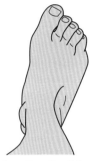

後　足　部：外旋
中足部・前足部：外転
ショパール関節：外転

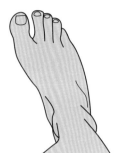

後　足　部：内旋
中足部・前足部：内転
ショパール関節：内転

前額面

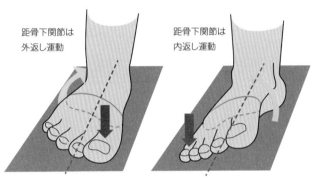

距骨下関節は
外返し運動

距骨下関節は
内返し運動

外返し（Eversion）　　　　　内返し（Iversion）

三平面複合運動

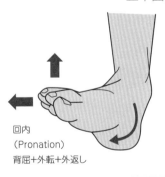

回内
（Pronation）
背屈+外転+外返し

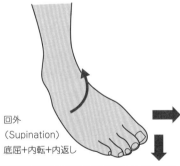

回外
（Supination）
底屈+内転+内返し

足部、足関節の運動はとても複雑です。運動は、矢状面、水平面、前額面の3つの面を基準に定義し、3面すべての運動が生じる動きは、3平面複合運動と定義します。実は、足部、足関節の定義にはさまざまあり、英語論文と日本語論文では運動方向は同じでも用いる用語が異なる場合があるため注意が必要です（上記の外返し運動を「回内運動」と表記している場合があります）。言葉の定義がさまざまあり、混乱を生んでいることは、以前から指摘されています。本書は、日本の足外科学会が提案する定義に準じて表記しています。

足の荷重配分

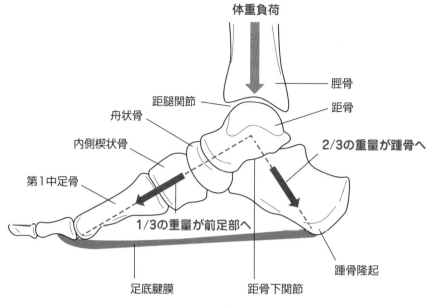

体重負荷

脛骨

距腿関節

距骨

舟状骨

内側楔状骨

2/3の重量が踵骨へ

第1中足骨

1/3の重量が前足部へ

踵骨隆起

足底腱膜

距骨下関節

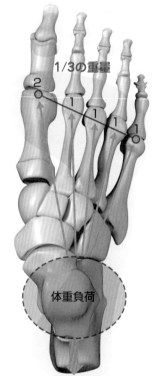

1/3の重量

第1中足骨にかかる荷重

・片脚にかかる荷重＝体重×1/2

・前足部にかかる荷重
　　＝体重×1/2×1／3

・第1中足骨にかかる荷重
　　＝体重×1/2×1/3×2/6
　　＝体重×1/18

体重負荷

2／3の重量

『改訂第2版　関節機能解剖学に基づく整形外科運動療法ナビゲーション　下肢』より

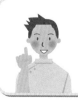

体重60kgの人であれば、片足の母趾には、約3kgの荷重付加がかかります。
一般的に、母趾球と小趾球と踵骨の3点に過重負荷がかかるといわれます。しかし
各々の荷重配分は大きく異なります。
3点の荷重配分は均等（1/3ずつ）ではない点に注意しましょう。

骨と骨の連結パターン

骨と骨の連結は、連結部に介在する組織の違いにより、3つのタイプに分類されます。1つ目は、線維性結合組織で連結する**線維性連結**とよばれるタイプです。可動性がきわめて低く、**頭蓋骨**にみられます。

2つ目は軟骨組織で連結する**軟骨性連結**とよばれるタイプです。このタイプは線維性結合組織で連結するタイプよりも、わずかに可動性がみられます。恥骨にみられます。

3つ目が、関節包で連結する**滑膜性連結**とよばれるタイプです。可動性が大きいのが特徴です。一般的には、この滑膜性連結で骨と骨が連結している部分を「関節」とよびます。

骨と骨の連結パターン

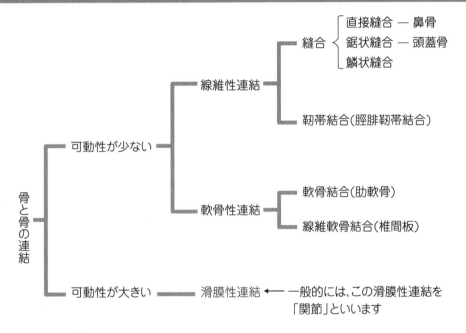

まとめ

①ヒトの足には、全身の4分の1の数の骨が集中している。

②足の特徴の一つは、関節の数が多いことである。

③足の骨の中で、踵骨と母趾の骨が大きい。踵骨と母趾はからだを支える役割を担うことで大きく発達したと考えられる。

④もう一つの特徴は、踵骨と母趾が大きいことである。

足の形状の特徴

トラス構造と足との関係を理解する

⊕ 足が三角形である理由

　私たちの足の裏は普段、相当な負担を受けています。普通に歩くだけで、一歩あたり体重の約1.3倍の負荷がかかるといわれています。仮に、体重が60kgの人が一日に7,000歩を歩くとすると、一日トータルで約546トンもの負荷が足の裏にかかる計算となります。

⊕ なぜ、足は簡単に壊れない？

　これだけの負担を受け続けているにも関わらず、なぜ足は壊れないのでしょう？　その理由は、足の形にあります。

　三角形はとても頑丈で、形が変形しにくいという特徴があります。建築分野では、部材を三角形の構造につなぎ合わせた構造形式を**トラス構造**といいます。私たちの足の裏中央にある**足底腱膜**という組織を一つの辺と考えると、私たちの足は2辺の骨と1辺の足底腱膜で形作られたトラス構造であることがわかります。

⊕ 足が完全なトラス構造でない理由

　トラス構造は3辺の部材がいずれも高い強度を持つことで、丈夫な作りとなります。足については、3辺のうち1辺が骨ではないので、完全なトラス構造とはいえません。

　それでは、3辺ともに骨であった方が良かったのかというと、実はそうではないのです。1辺が骨でない組織になっているからこそ、三角形の頂点を下げ、形が変形できる「遊び」を作っているのです。ある意味不完全なこのトラス構造により、足は衝撃を吸収することができています。足底腱膜という組織の大切さがわかります。

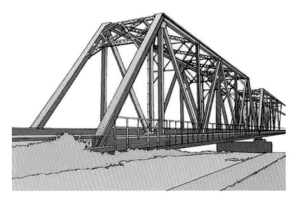

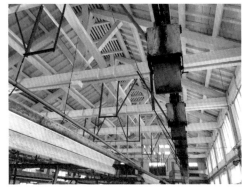

三角形は変形しにくい

三角形

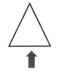

力が加わっても
変形しにくい

四角形

 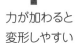

力が加わると
変形しやすい

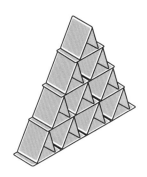

トラス（トラス構造）とは、部材同士を三角形につなぎ合わせた構造形式のことをいいます。三角形は非常に強い構造形式であり、トラス構造は体育館や橋など大型建築物でみられます。

三角形は、とても頑丈で形が変形しにくいという特徴があります。ですから、薄くて柔らかいトランプであっても、三角形の形（トラス構造）であれば、積み上げることができます。一方、四角形の場合では、力が加わると変形しやすいという特徴があります。

体重60kgの人が一日に7000歩
歩いた時の足裏への負荷

（1歩あたりの負荷＝体重の1.3倍で計算）

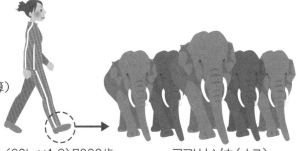

＝（60kg×1.3）7000歩
＝546000kg（546t）

アフリカゾウ（オス）
約90頭分の重さ

私たちの足の裏は、歩くときに相当な負担を受けています。一歩あたり体重の約1.3倍の負荷が足の裏にかかるといわれており、一日トータルで考えると、日々相当な負担が足の裏にかかっています。

足は不完全なトラス構造

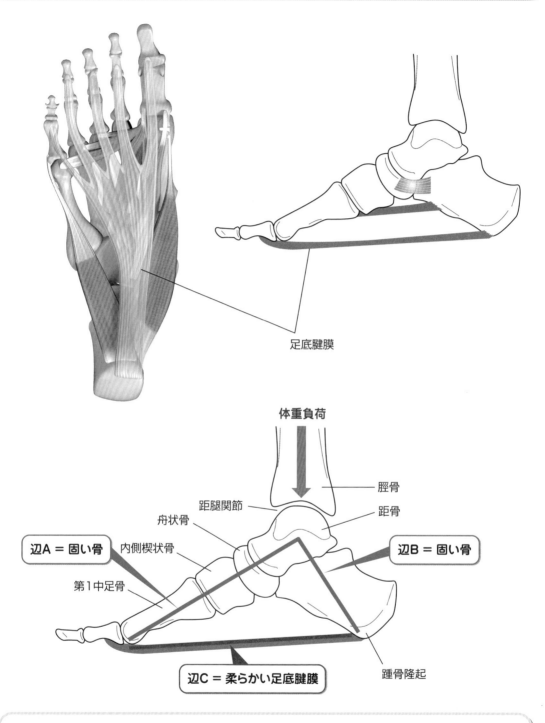

足底腱膜

体重負荷

脛骨

距腿関節

距骨

舟状骨

辺A＝固い骨

内側楔状骨

第1中足骨

辺B＝固い骨

踵骨隆起

辺C＝柔らかい足底腱膜

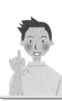

足を三角形と捉えた場合、2辺は固い骨であるのに対し、底辺のみ柔らかい足底腱膜であることがわかります。そのため体重負荷がかかると、三角形の頂点が下方に下がり、三角形の形が変化します。形が変わらない三角形ではないという点では、不完全なトラス構造といえるかもしれません。しかし、あえてわずかな変形の余地を設けたことで、足は衝撃を吸収する能力を高めていると考えられます。

COLUMN 富岡製糸場は、当時の最先端

　富岡製糸場の操糸場の建物には、トラス構造が取り入れられています。トラス構造は西洋の技術であり、当時の日本の建築物には見られない技術です。トラス構造を用いることで、操糸場内に柱のない大きな空間を確保することができ、大型の機械と大量の人を動員することに成功しました。

　富岡製糸場は当時の最先端技術の結晶であり、トラス構造が日本の礎を支えたと言っても過言ではありません。ぜひ足を運んで、圧巻のトラス構造をご覧になってみてください。

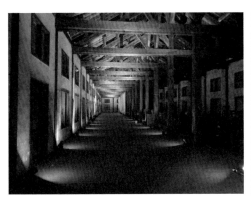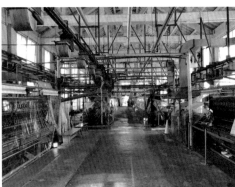

まとめ

①足の裏は普段相当な負担を受けている。

②一歩あるくだけで体重の約1.3倍の負荷が足裏にかかる。

③足が簡単に壊れないのは、足がトラス構造をしているから。

④足は不完全なトラス構造をしている。この不完全なトラス構造が、足裏の衝撃
　吸収を可能にしている。

静的安定機構と動的安定機構

関節が安定するしくみを理解する

➕ 関節の構造

　骨と骨は、**関節包**とよばれる組織によって連結し、関節を形成します。関節包は、線維膜と滑膜の2層構造になっています。線維膜は比較的しっかりした線維であり、主に骨と骨を連結する役割を担います。内部の滑膜は、柔らかい組織であり、関節軟骨の栄養成分である**滑液**を産生する役割を担います。

　関節を動かさない状態が長期間続くと、滑液が少なくなり、関節の滑らかさが低下して**関節軟骨**の栄養が不足し、関節軟骨の劣化が進みます。

➕ 関節包・靭帯の特徴

　関節包と**靭帯**の特徴は、伸張負荷により張力が変化することと、からだのエネルギーを消費しないことです。引き伸ばされた分だけ張力は大きくなりますが、その際にからだのエネルギーは一切利用しません。しかし、自らの意思では動かせない組織のため、関節を構成している骨を動かすことはできません。また、関節包と靭帯は、いくら運動しても鍛えることはできません。関節包と靭帯を**静的安定機構**とよびます。

➕ 筋・筋腱の特徴

　筋と**筋腱**の特徴は、筋収縮運動により張力が変化することと、関節運動の力源となることです。筋、筋腱は筋収縮運動により張力を高めることができます。そのため、関節の安定性を高めるためには、筋力トレーニングが重要な意味をもちます。しかし、筋、筋腱は筋収縮運動においてからだのエネルギーを消費するため、からだのエネルギーが枯渇すると、筋腱を利用して関節を安定することは難しくなります。筋、筋腱を**動的安定機構**とよびます。

　関節は、静的安定機構（関節包、靭帯）と、動的安定機構（筋、筋腱）の2種類の組織により安定します。クライアントの関節の状態を考察する際は、まずこの2種類の組織がどのような状態であるか確認しましょう。

関節の構造

関節が安定する仕組み

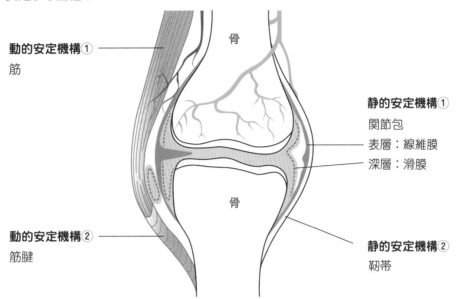

動的安定機構①
筋

静的安定機構①
関節包
表層：線維膜
深層：滑膜

骨

骨

動的安定機構②
筋腱

静的安定機構②
靭帯

骨と骨は、関節包（かんせつほう）とよばれる組織によって連結しています。関節包は2層構造になっており、表層を線維膜（せんいまく）、深層を滑膜（かつまく）といいます。この滑膜から、いわゆる関節の水である関節液（滑液）が分泌されます。

腱と靭帯の違い

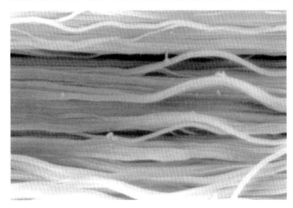
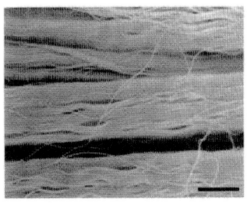

『関節可動域制限　第2版　病態の理解と治療の考え方』より

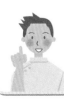
腱と靭帯は、ともに自らの力で張力を発揮できないという点でよく似ています。しかし、構造は若干異なります。まず、靭帯は腱と比べてコラーゲン線維束が細いという特徴があります。次に、腱はコラーゲン線維束が概ね同一方向に配列し、たわみ（crimp）も所々にしか認められません。これに対し、靭帯は一部のコラーゲン線維束がその他の線維束に対して直交するとともに、一定間隔でたわみ（crimp）が認められます。このことから、靭帯の方が腱に比べてわずかに伸張性や柔軟性に優れていると考えられます。

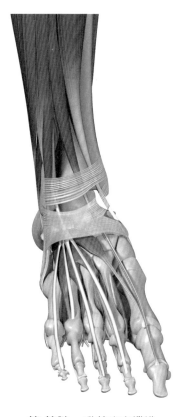

筋・筋腱 = 動的安定機構

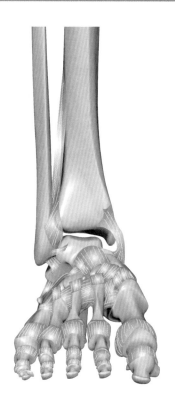

関節包・靭帯 = 静的安定機構

	動的安定機構	静的安定機構
特徴	ATP（エネルギー）を消費する	ATP（エネルギー）を消費しない
主な組織	筋、筋腱	関節包、靭帯
張力の発生	筋の収縮活動により発生	伸張負荷により発生
張力の変化	筋のコンディションにより変化	伸張負荷により変化
張力の増強	可（筋力の強化）	不可
張力低下の要因	筋、筋腱の損傷　筋疲労	関節包、靭帯の損傷

筋、筋腱を**動的安定機構**といい、関節包、靭帯は**静的安定機構**といいます。筋、筋腱が張力を筋収縮により発生させるのに対し、関節包、靭帯は伸張負荷により張力が発生します。筋、筋腱は能動的に張力を発揮でき、関節包、靭帯は受動的に張力を発揮するといえます。また、筋、筋腱が張力発揮にエネルギー消費を伴うのに対し、関節包、靭帯はエネルギーを消費せず張力を発揮できます。それぞれの強みが活かされて、初めて関節は安定します。

からだの中のエネルギー

　本文中のエネルギーとは、**ATP**（アデノシン三リン酸）を指しています。ヒトは酸素と栄養を摂取し、体内でATPを生成して、このATPをエネルギー源として活動しています。体内からATPが枯渇すると、私たちは活動することができません。筋肉は収縮するときにも弛緩するときにも、このATPを利用します。体内からATPが枯渇すると、筋肉は硬直した状態から弛緩できなくなります。これが、いわゆる「死後硬直」です。

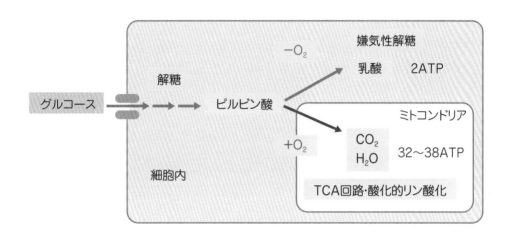

まとめ

①骨と骨は、関節包により連結する。関節包は2層構造になっている。
②関節包と靭帯の特徴は、伸張負荷により張力が変化することと、からだのエネルギーを消費しないこと。
③筋・筋腱の特徴は、筋収縮運動により張力が変化することと、関節運動の力源となること。
④関節包、靭帯を静的安定機構といい、筋、筋腱は動的安定機構という。
⑤クライアントの関節の状態を考察する際は、2種類の安定機構の状態を確認する。

関節弛緩性の考え方

クライアントの関節弛緩性をチェックする意義

⊕ 柔らかすぎる関節

　関節の柔らかさのことを、**関節弛緩性**といいます。適度な関節弛緩性は、からだに柔軟さを生み、ケガの予防や運動パフォーマンスの向上に役立ちます。

　関節弛緩性が高い状態は、骨と骨を連結する**静的安定機構**の張力が極端に低い状態と考えられます。生理的な範囲を超えるほどに関節弛緩性が高い場合は、**動的安定機構**である筋、筋腱の張力を高め、関節を安定させる必要があります。筋が疲労し、張力が低下すると、関節の不安定性が高まり、捻挫や骨折などの外傷が生じる可能性があります。

⊕ 扁平足は関節弛緩性が高い足

　足の骨と骨との連結強度が低下し、足全体が過剰に柔らかく、アーチが低下した状態の足を**扁平足**（へんぺいそく）といいます。

　関節弛緩性が高く、静的安定機構による関節の安定が期待しにくい扁平足は、動的安定機構を利用し関節を安定させます。ですから、扁平足の足で長時間歩くと、ふくらはぎの裏側や足の裏側に存在する筋、筋腱への負担が増し、足が疲れ、場合によっては筋腱の付着部に痛みが出る場合があります。

⊕ テーピングの役割

　捻挫（ねんざ）をした後、**テーピング**で足首を固定すると、痛みが軽減し、しっかりと地に足をつけることができます。これは、テーピングが低下した関節包・靭帯の連結強度を補い、関節の安定性を高めるためと考えられます。また、テーピングにより、関節の安定への筋腱の関与が少なくできるため、筋、筋腱の負担が軽減し、足の疲れが軽減します。

⊕ 関節弛緩性をチェックする意義

　関節の柔らかさには個人差があり、生まれながらにして関節がとても柔らかい人もいます。関節の弛緩性が高いクライアントは、一般的な弛緩性のクライアントと比べて、筋、筋腱の負担が高く、同じ運動をしていても疲れやすい傾向があります。そのため、クライアントの関節弛緩性を事前に把握することは、ボディワークを安全に進める上で重要な意味をもちます。

関節の柔らかさ（関節弛緩性）

関節弛緩性が高いタイプ

関節弛緩性が低いタイプ

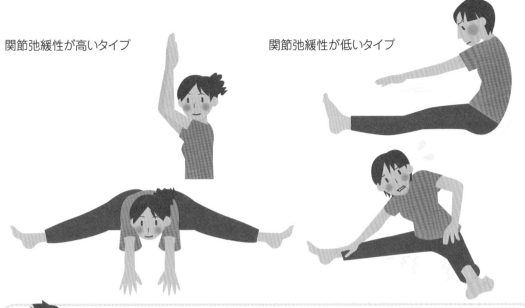

関節の柔らかさのことを**関節弛緩性**といいます。関節弛緩性には個人差があります。いわゆる「昔からからだが柔らかい人」は、関節弛緩性がもともと高い人と考えられます。

エーラスダンロス（Ehlers-Danlos）症候群

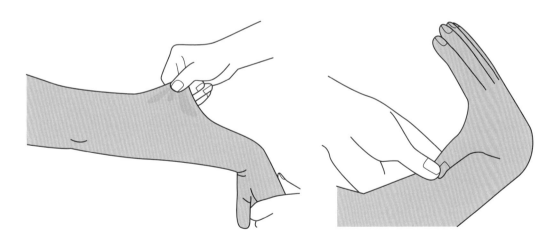

生まれながらにして、関節が異常に柔らかくなってしまう病気があります。この病気を「エーラスダンロス症候群」といいます。この病気は皮膚や骨、血管、さまざまな臓器などを支持する結合組織が脆弱（ぜいじゃく）になる遺伝性の病気で、指定難病の一つとされています。皮膚は非常にもろく、軽度の外力で裂けます。肩関節や股関節、膝関節では、習慣性に脱臼する場合があるため、ケアをする際は力加減にとても注意が必要です。

	A	B	C
静的安定機構（靭帯、関節包）	70	40	40
動的安定機構（筋、筋腱）	30	60	30
関節安定性	100（○）	100（○）	70（×）

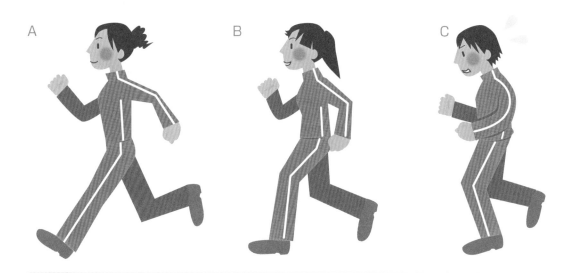

Bさんの場合

便宜上のたとえとして、A、B、Cの3人のランニング動作を考えます。Aさんを理想の状態と考えます。Bさんは、Aさんと同様、関節安定性は100です。しかし、内訳をみると、Aさんに対し、静的安定機構の数字が30少なく、動的安定機構の数字は30多いことがわかります。

このことから、Bさんは、関節の安定を筋、筋腱に強く依存した状態でランニングを行っていることがわかります。この状態が継続すると、筋、筋腱に微細なダメージが蓄積し、ケガにつながる可能性があります。また、Aさんと比べると筋が疲労しやすい状態にあるため、Aさんと同じだけ長距離をランニングすることが難しくなるかもしれません。

Cさんの場合

CさんはAさんに対し、静的安定機構の数字が30少なく、動的安定機構は変わりません。そのため、合計数値は70となり、関節安定性がAさんやBさんと比べると30低い状態にあります。

関節安定性が低い状態にあるため、関節は不安定になり、捻挫やケガが起こる可能性があります。また、関節安定性が低いことから、骨と骨に力がうまく伝達できなくなり、AさんやBさんと比べるとさらに運動パフォーマンスが低下する可能性が考えられます。

『教科書にはない敏腕PTのテクニック　臨床実践　足部・足関節の理学療法』より

	A	B	C
静的安定機構（靭帯、関節包）	70	40	40
テーピング・インソール	使用せず	30	30
動的安定機構（筋、筋腱）	30	30（-30）	30
関節安定性	100（○）	100（○）	100（○）

みんな同じ運動パフォーマンスが発揮できる

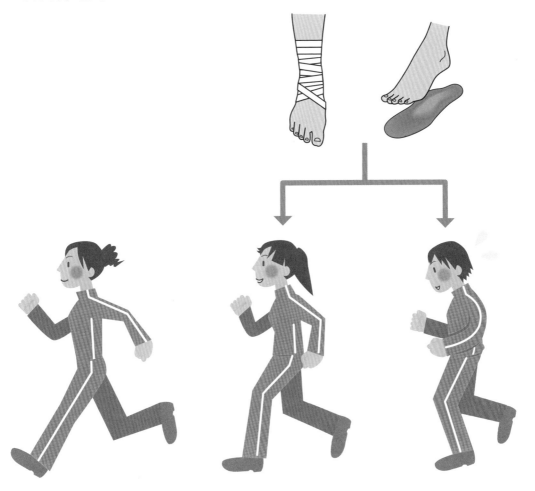

テーピングやインソールを用いて、BさんとCさんの関節安定性を30高めます。するとBさんの場合、関節の安定性を筋や筋腱に依存する必要がなくなり、動的安定機構への負担が30軽減します。つまり、Aさんと同じコンディションで運動を行うことができます。Cさんの場合も、関節の安定性が30高まることで、Aさん、Bさんと同様の運動を行うことができます。関節安定性が低い人の運動パフォーマンス改善にテーピングやインソールは大変有効と考えられます。

関節弛緩性チェック

A（正常）

足趾を最大背屈位にして足底腱膜を強く圧迫すると、足趾が屈曲方向に押し戻されます。

B（伸張性高い）

足底腱膜を圧迫しても緊張が高まらず、足趾が押し戻されません。
またAに比べ、足趾の背屈角度が大きいことが多いという特徴があります。

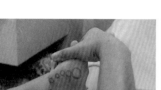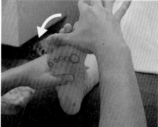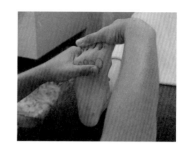

全身性関節弛緩性テスト

	テスト項目	判定	角度		テスト項目	判定	角度
1		左 右		6			
2		左 右		7			
3	≧15°	左 右		8	10°≦	左 右	
4		左 右		9	45°≧	左 右	
5				10	5cm≧	左 右	

1　母指の前腕掌側への接触（他動）
2　示・中・薬・小指がMP関節（手掌と指との間の関節）での背屈で前腕と平行になる（他動）
3　肘関節を伸展したときに15°以上過伸展（反張）する（自動）
4　背部で左右の手指がとどく（一方は肩越しに、他方は下方から）、あるいは背部で合掌できる（自動）
5　両上肢を90°手挙し内転した際に肘から遠位の前腕内側が接触する（自動）
6　立位体前屈にて手掌が床面に接地する（自動）
7　立位で下肢を外施し両足部が180°開く（自動）
8　立位で膝が10°以上反張する（自動）
9　立位で足関節の背屈が45°以上（下腿と床面に接地した足部とのなす角が45°以下）（自動）
10　仰臥位で足関節を最大底屈した際の母趾と床の距離が5cm以下のもの（自動）
　　・両側あるものは片側0.5ポイントとし全項目が可能なものは10ポイントとなる
　　・一般には男性で2～3ポイント。女性で3～4ポイントである

STEP UP! チェックしてみよう「全身関節弛緩性テスト」

　左下表の通り、10種類の動作を行い、全身の関節弛緩性をチェックします。両側あるものは片側0.5ポイントとし、項目ごとに可能であれば1ポイント、全項目が可能な場合は10ポイントとします。

　一般的には男性で2〜3ポイント、女性で3〜4ポイントであり、このポイントを上回る場合は全身の関節弛緩性が高いと評価します。関節弛緩性の状態は、筋、筋腱への負担リスクを意味します。足の健康状態をチェックする際には、必ず評価しましょう。

> 関節弛緩性についての理解が深まると、「関節は柔らかければ柔らかいほどいい」という極端な考え方ではないということがわかります。クライアントの関節の柔軟性を高める際は、当該関節を安定させる組織の状態について考えるようにしましょう。

まとめ

①関節弛緩性が高い足は、骨と骨を連結する静的安定機構の張力が極端に低い状態にあり、動的安定機構である筋、筋腱を使用し関節の安定化を図る。

②扁平足の状態で長距離歩くと足が疲れるのは、動的安定機構である筋、筋腱への負担が高い状態にあるから。

③テーピングを使用することで、張力が低下した関節包、靭帯の連結強度を補い、関節の安定性を高めることができる。テーピングにより動的安定機構（筋、筋腱）の負担は軽減する。

④事前にクライアントの関節弛緩性を把握することは、ボディワークを安全に進める上で重要な意味をもつ。

4⁵ 足部アーチ

進化の過程で得たヒト独自のしくみ

➕ ヒトは足の剛性を変えられる

　物体の変形のしにくさを表す言葉に**剛性**があります。剛性が高い場合は、物体が変形しにくく、剛性が低い場合は、物体が変形しやすいことを意味します。

　私たちヒトは長い年月において、直立二足歩行を獲得するために足の剛性を変化できるしくみを会得しました。このしくみに大きく関わるのが足のアーチです。足全体の固さと柔らかさが変化できるのは、足にアーチがあるヒトならではといえます。

➕ 3つある、足のアーチ

　ヒトの足には縦に2つ、横に1つの合計3つのアーチがあります。縦のアーチのうち、内側にあるアーチを**内側縦アーチ**、外側にあるアーチを**外側縦アーチ**といいます。そして、足の横方向に位置するアーチを**横アーチ**といいます。

　足の剛性が変化するときは、アーチの高さが変化します。アーチの高さが上がると、足は変形しにくく強固な状態に変わります。アーチの高さが下がるときは、足は変形しやすく柔軟な状態に変わります。足のアーチは形状に加え、高さが変化する動的である点にも注目しましょう。

マントヒヒとヒトのアーチの違い

マントヒヒの足部骨格

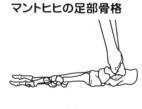

ヒトの足部骨格

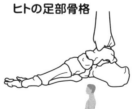

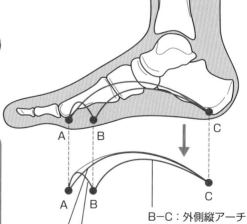

B–C：外側縦アーチ
A–B：横アーチ
A–C：内側縦アーチ

足には、縦方向のアーチが2つ、横方向のアーチが1つ、合計3つのアーチが存在します。

二足歩行を行わないマントヒヒの足部には、アーチ構造がみられません。一方、二足方向が可能なひとの足部には、アーチ構造がみられます。足にアーチ構造が存在する動物には、ひとのほかには、唯一クマがいます。余談ですが、雪男の足跡は、現在ではクマの足跡の可能性が高いといわれています。

内側縦アーチ

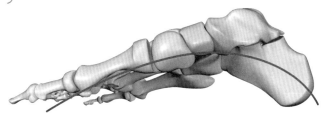

踵骨-距骨-舟状骨-内側楔状骨-第一中足骨で構成

外側縦アーチ

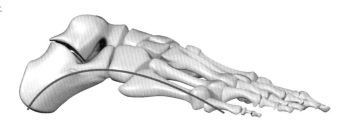

踵骨-立方骨-第五中足骨で構成

足の横アーチ

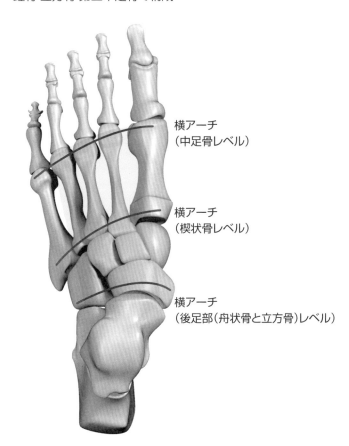

横アーチ
（中足骨レベル）

横アーチ
（楔状骨レベル）

横アーチ
（後足部（舟状骨と立方骨）レベル）

横アーチは、前足部から後足部にかけ縦に長いことに注意しましょう

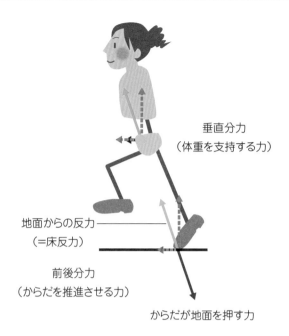

垂直分力
（体重を支持する力）

地面からの反力
（＝床反力）

前後分力
（からだを推進させる力）

からだが地面を押す力

（かなずちのような）固い足　　　　　　**（こんにゃくのような）柔らかい足**

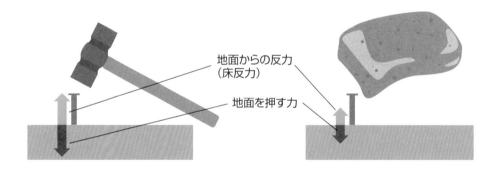

地面からの反力
（床反力）

地面を押す力

特徴：地面を強く押せる（＝床反力が大きい）　　　特徴：地面を強く押せない（＝床反力が小さい）
利点：からだを自由に動かせる　　　　　　　　　利点：衝撃を吸収できる
欠点：衝撃が吸収できない　　　　　　　　　　　欠点：からだを自由に動かせない

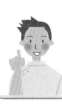
私たちは普段、からだで地面を押し、地面から生じた反発力（床反力）を利用してからだを動かしています。カナヅチのように固い足であれば、強い床反力が生じます。しかし、からだは高い衝撃力を受けます。一方、コンニャクのように柔らかい足であれば、衝撃を吸収できます。しかし、床反力は弱く、からだを自由に動かせません。このように、固い足と柔らかい足がもつメリットを生かすために、ひとは足のアーチ機能は発達させ、足の剛性を変えられるようにしました。

足が剛性を変化できるメリット

　狩猟生活をイメージしてください。立った状態で獲物をじっと見るとき、足が固い状態であれば、からだは疲れます。柔らかい足の方がクッション性が優れているため、獲物を長時間観察する場合は、足の剛性を下げた方が有利です。

　一方、獲物を走って追いかけるときは、足は剛性が高い（固い）状態の方が、強い力で地面を押せるので有利です。足が柔らかい状態であれば、しっかり地面を蹴れません。足の剛性が変化できるしくみは、直立二足歩行で生活する上でとてもメリットがあるといえます。

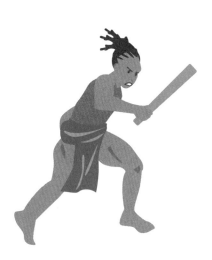

獲物を追いかける時は、足が「固い足」に
切り替わるのが理想的

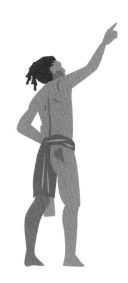

獲物を観察する時は、足が「柔らかい足」に
切り替わるのが理想的

まとめ

①物体の変形のしにくさを表す言葉に「剛性」がある。

②剛性が高い場合は、「固い」ことを意味し低い場合は「柔らかい」ことを意味する。

③剛性を変化させるしくみに、足のアーチが大きく関わる。

④足のアーチは、縦方向に2つ、横方向に1つある。

ウィンドラス機構と足の剛性

先端が過度に反り上がった靴は、足の機能を低下させる

➕ 足の剛性を高める仕掛け

先端が反り上がっている靴が一般的なのは、これから紹介する足の**ウィンドラス**機構と関係があります。ウィンドラス機構の知識は、靴の指導をする際の根拠となるため、とても重要なキーワードです。

➕ ウィンドラス機構

足には、剛性を高める仕掛けが備わっています。この仕掛けをウィンドラス機構といいます。ウィンドラス機構と足底腱膜（そくていけんまく）は、密接な関係があります。

足底腱膜は、踵骨の先端部分からMTP関節を越え、足趾の骨である**基節骨**（きせつこつ）に付着します。そのため、足趾を上向きに反ると足底腱膜が伸張され、固くなります。足底腱膜は元々が固い組織のため、さほど長さが変化しません。そのため、足趾を反り、足底腱膜を緊張させると、踵骨と中足骨頭との距離が近づきます。こうして、足のアーチの頂点は上がり、足の剛性が高まります。

➕ 靴の先端が反り上がっている理由

靴の先端部分を反り上げると、靴の中で自然と足趾が反り上がります。その結果、ウィンドラス機構が働き、足の剛性が高まります。剛性の高い足は、地面を強く蹴るのに適した足です。ですから、はだしで歩くよりも、靴で歩く方が楽に歩けるわけです。

➕ 足に対する靴の影響

先端が過剰に反った靴を履き続けると、足趾が反る状態になります。そうすると、足底腱膜に負担が蓄積して足底腱膜を損傷したり、足趾を曲げにくい状態が続くため足趾を曲げる筋力が低下したりするなどの可能性があります。

足底腱膜は、踵骨の先端部分からMTP関節をまたぎ、足のゆびの骨である基節骨（きせつこつ）に付着します。そのため、MTP関節部分で足のゆびを上向きに反ると、足底腱膜が伸張されて固くなります。

足底腱膜は、足のゆびの骨に付着する

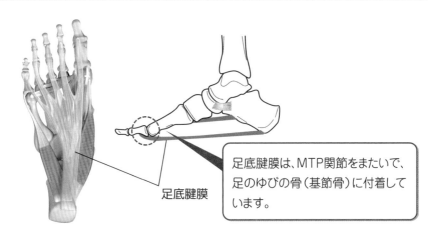

足底腱膜

足底腱膜は、MTP関節をまたいで、足のゆびの骨（基節骨）に付着しています。

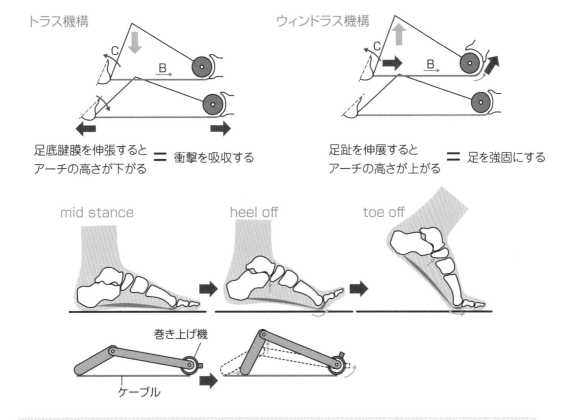

トラス機構

C　B

足底腱膜を伸張すると
アーチの高さが下がる　＝　衝撃を吸収する

ウィンドラス機構

C　B

足趾を伸展すると
アーチの高さが上がる　＝　足を強固にする

mid stance　heel off　toe off

巻き上げ機

ケーブル

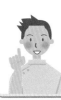

ウィンドラスとは、「巻き上げ機」のことをいいます。歩行時には、足の裏全体が地面と接している場面においては、アーチは下がり、衝撃が吸収されます。その後、地面をしっかり蹴り、地面から足が離れるときには、足のゆびが反り上がる形となります。このとき、ウィンドラス機構が働き、足底腱膜が緊張され、足のアーチが上がり、足の剛性が高まります。つまり、足のゆびを上向きに反ることができてはじめて、ウィンドラス機構を十分に働かせることができます。

つま先が反り上がった靴

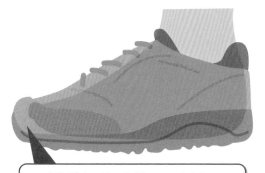
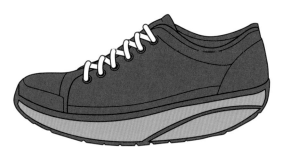

つま先が少しそり上がっていますか？

土踏まずが完成していない子どもはベタ足で歩きます。

そりがないと、つまずきやすくなります。

つま先が反り上がっていることが靴選びのポイントの一つなのは、ウィンドラス機構を働かせたいという考えからです。つま先が反り上がっていない靴より、つま先が反り上がっている靴の方が、足の剛性は高まり、歩きやすくなります。

はだしと草鞋（わらじ）

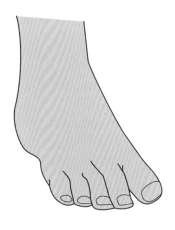
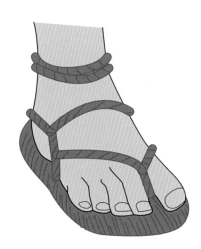

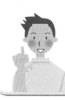

ウィンドラス機構が働きやすい靴の方が、はだしに比べると歩きやすくなります。しかし、靴を履いた状態は、足のゆびが地面に接地しにくい状態でもあるため、靴を履き続けることで足のゆびの機能が低下するおそれもあります。その点、草鞋（わらじ）であれば足のゆびが地面と接地しやすく、足のゆびの機能の低下が起こりにくいと考えられます。

簡単に捻れる靴がダメな理由

　3-3節で紹介したように、簡単にねじれる靴はよくありません。簡単にねじれる靴には、シャンクという素材が足底部に組み込まれていないからです。シャンクは、足底腱膜の役割を担う素材です。シャンクがある靴は足底腱膜を補強しています。その結果、足はトラス構造から変形しにくい、強くて固い足に変わります。

　スリッパで早く歩けないのは、一つの理由としてはスリッパにシャンクがないからです。クライアントに簡単に捻じれる靴が良くない理由を説明する際は、シャンクの存在と役割を伝えましょう。

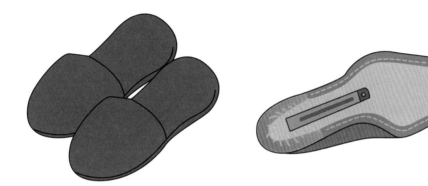

まとめ

①足には剛性を高める「ウィンドラス機構」というしくみがある。
②足のゆびを上向きに反ると、足底腱膜が固くなる。
③靴の先端部分の反り上がりは、ウィンドラス機構を意識している。
④靴を履き続けると、足のゆびの機能が低下する可能性がある。

アーチが形成される年齢

アーチは何歳で形成するのか?

➕ 小学校低学年で概ね完成

　扁平足のクライアントを担当した際は、足の扁平化が何歳から見られたかを確認しなければなりません。なぜなら、足のアーチの形成が完成する年齢は7〜9歳時点と考えられているからです。

➕ 足のアーチが形成される年齢

　足のアーチは、歩行機能の発達に合わせて形成されます。したがって、アーチ形成は伝い歩きが可能となる生後10か月頃から始まります。1歳〜3歳前頃はまだまだアーチは未形成で足は扁平化しているのに対し、3歳を過ぎ、6歳頃までに急速にアーチが形成され、7〜9歳頃でほぼ成人と同じアーチが完成するといわれています。

　アーチ形成が進む年齢には性差があると考えられており、女子は3〜4歳頃、男子は4〜5歳頃で大きいという報告もあります。また、男女ともに、足の縦幅（足長）は3〜4歳で、足の横幅（足幅）は4〜5歳で大きく成長するという報告もあります。3歳〜9歳頃までが、足の成長にとってきわめて重要な時期であることがわかります。

➕ 足の成長の左右差

　さらに、足の成長には左右差が存在することも報告されています。3〜5歳を対象に足長と足幅の左右差を調べたところ、どの年代においても足長は有意に右側が大きく、足幅は有意に左側が大きかったという報告があります。この結果は、成長に伴う足の機能分化との関連性が示唆されています。すなわち、成長に伴い、右足は動作を行う**利き足**として、左足は安定した支持機能をもつ**軸足**として、左右の足の機能が分化していくことと関連しているとする報告もあります。

　足のアーチが3〜9歳で形成されることと、同時期の足の成長に左右差が存在する可能性があることから、3〜9歳のこどもの足に対するアプローチや靴選びが大変重要と考えられます。ぜひ、3〜9歳のこどもの足のケアの大切さを伝えてください。

アーチはおよそ7〜9年かけて形成されます。幼稚園児ではまだ足のアーチは発達段階のため、アーチが見られず、扁平足のようにみえても、過剰に心配することはありません。

足の特徴と成長過程

	0〜1歳	1〜3歳	4〜6歳	7歳以降
X脚・O脚・P脚	O脚からP脚へ	X脚へ	X脚からP脚へ	それぞれの脚の形へ
踵の働き		内側へ傾いていく	内側に傾いている	まっすぐになっていく
土踏まずの形成	未形成	未形成	土踏まずができてくる	土踏まずの形成終了
足根骨の骨化	踵骨・距骨(胎児)・立方骨・第三楔状骨	第一楔状骨	第二楔状骨舟状骨	踵骨の骨端核

足長の発育と左右差

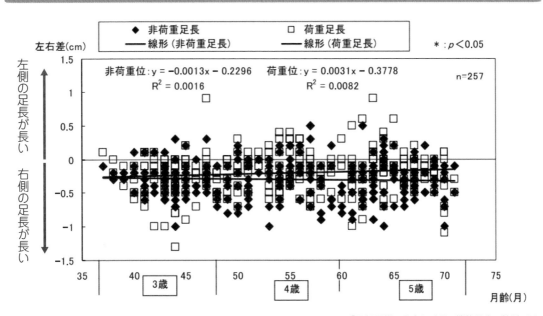

凡例: ◆ 非荷重足長　□ 荷重足長　── 線形（非荷重足長）　── 線形（荷重足長）　＊：$p<0.05$

非荷重位：$y = -0.0013x - 0.2296$　　$R^2 = 0.0016$

荷重位：$y = 0.0031x - 0.3778$　　$R^2 = 0.0082$

n=257

左右差(cm) 縦軸: 左側の足長が長い / 右側の足長が長い

横軸: 月齢(月) 35 40 [3歳] 45 50 55 [4歳] 60 65 [5歳] 70 75

『足部形態の発育と手足の機能分化の検討』より

3〜5歳（257名）を対象に足長の左右差を調べたところ、どの年代においても右側の足長が長いこどもが多いことがわかりました。

▼4歳　女子

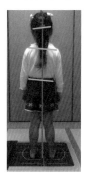

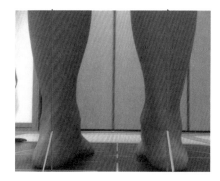

▼足圧計測の結果

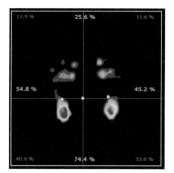

▼8歳　男子

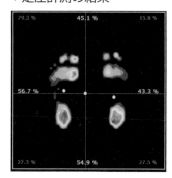

▼足圧計測の結果

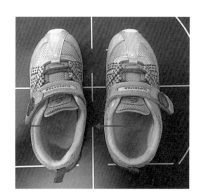

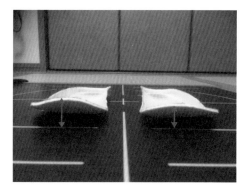

4歳の女の子では、靴の踵部分の横幅が左側に比べ右側の方が広い傾向がみられました。

一方、インソールの先端部分を水平面上で観察すると、つま先の反りが右側に比べ左側の方が大きい傾向がみられました。

このことから、左足に比べ、右足が靴の中で大きく動いたり、歩行時に右足で強く地面を蹴っている（＝だから、右足趾部分が反りあがっている）可能性が考えられます。

STEP UP! 歩行の成熟

伝い歩きが見られる生後10か月頃以降、歩行機能は成熟していき、成人と同じ歩行パターンになるのはおよそ7歳頃で、遅くとも10歳頃には完成すると考えられています。

なぜ、歩行機能が成熟するまでに7年も時間がかかるかというと、安定した歩行に必要な感覚系が幼少期には未発達なためです。感覚系の成熟とアーチ形成が7歳前後で概ね完成し、9～10歳には成熟が完了すると考えられています。

そのため、足のアーチの形成が本格的に進む3～9歳までの靴選びや足の運動が重要になります。

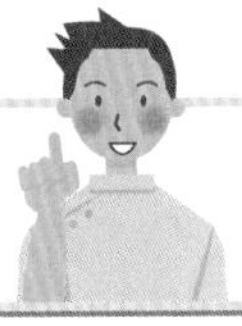

小学校1年生の時点で、実はからだの感覚系やアーチ形成はかなり完成に近づいています。

まとめ

①足のアーチ形成は、伝い歩きが可能となる生後10か月頃から始まる。
②1～3歳前頃はまだまだアーチは未形成で足は扁平化している。
③3歳を過ぎ、6歳頃までに急速にアーチが形成され、7～9歳頃でほぼ完成する。
④男女ともに、足長は3～4歳で、足幅は4～5歳で大きく成長する。
⑤足の成長には左右差が存在し、足長は右側が大きく、足幅は左側が大きくなりやすい。
⑥3～9歳のこどもの足に対するアプローチや靴選びが大変重要と考えられる。

4⁸ 距骨下関節

もう一つある、足の剛性の変換機

⊕ 距骨下関節と靴との関係

距骨下関節（きょこつ か かんせつ）は、クライアントに「靴のかかとを踏んではいけない」ことを説明する上でとても重要なキーワードとなります。距骨下関節の構造と機能について正しく理解しましょう。

⊕ 距骨下関節の構造

かかとは、大きい踵骨が下側に、少しサイズの小さい距骨が上下重なった構造をしています。この踵骨と距骨とで構成される関節を距骨下関節といいます。足を裏側から観察すると、**距骨先端部分**（しょうこつ）が踵骨に覆われていないことに気づきます。これは、後述する距骨下関節の関節運動において、距骨が動くためのスペースを確保しているものと考えられます。

⊕ 距骨下関節の関節運動

距骨下関節は、足部の**内返し運動**と**外返し運動**に関与します。距骨下関節が外返し運動をすると、小趾側が地面から離れ、母趾側への圧が高まります。一方、距骨下関節が内返し運動をすると、母趾側が地面から離れ、小趾側への圧が高まります。

さて、外返し運動時と内返し運動時の踵骨と距骨の位置関係に注目してください。外返し運動時は、距骨と踵骨の前を通る**関節滑走軸**が平行な位置関係になるのに対し、内返し運動時は関節滑走軸が交差する位置関係になります。

この関節滑走軸は関節運動の軸であり、電車で例えるとレールに該当します。距骨と踵骨の前を通る関節滑走軸（レール）が交差すると、距骨と踵骨は動きにくくなり、足の形が変わりにくい状態（剛性が高い）になります。

⊕ ドミノ倒しのように

距骨下関節が**外返し運動**をするときは、関節滑走軸が平行な位置関係となるため、距骨と踵骨は互いの動きに干渉することがなく、可動しやすい状態になります。距骨下関節の外返し運動が進むと、距骨は内側下方に落ち込みます。この距骨の動きはドミノ倒しのように前方にある舟状骨から中足骨、そして足全体へと力が伝わります。その結果、足のアーチが崩れ、足は**扁平化**します。

⊕ 靴のかかとの強度の意味

靴のかかとが柔らかいと、距骨下関節の外返し運動を制動することができず、足のアーチ構造は崩れやすくなります。靴のかかとは、距骨下関節の外返し運動を制限するために丈夫であるべきなのです。クライアントに靴のかかとを踏むのが良くない理由を説明する際は、距骨下関節の存在と役割を伝えましょう。

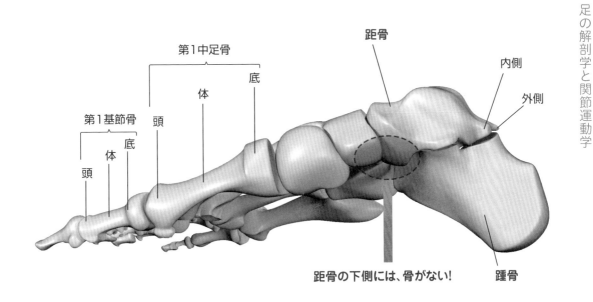

距骨の下側には、骨がない！

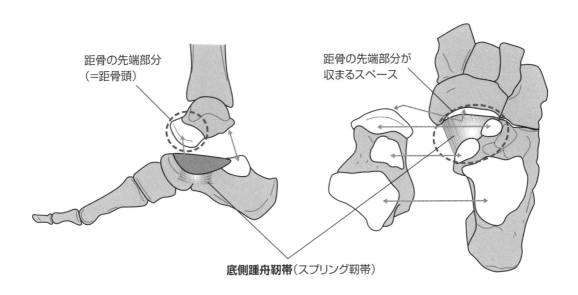

底側踵舟靭帯（スプリング靭帯）

距骨の先端部分は、骨ではなく、弾力性の高い
靭帯組織（＝底側踵舟靭帯）で支えられている

距骨先端部分は、完全に踵骨に覆われておらず、**底側踵舟靭帯**（ていそくしょうしゅうじんたい）という靭帯で支えられています。この靭帯は非常に弾性（ゴムのような性質）に優れています。距骨が動くと、底側踵舟靭帯は適度に伸張され、距骨が動くためのスペースを確保していると考えられます。

右足を前面から観察

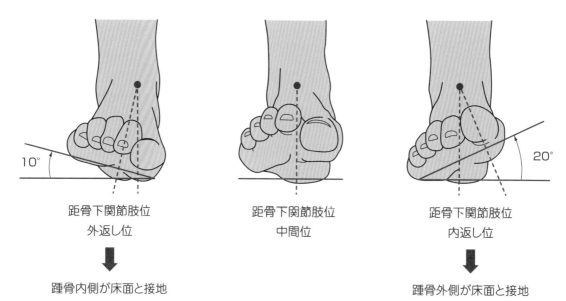

距骨下関節肢位
外返し位

↓

踵骨内側が床面と接地

距骨下関節肢位
中間位

距骨下関節肢位
内返し位

↓

踵骨外側が床面と接地

後面から観察

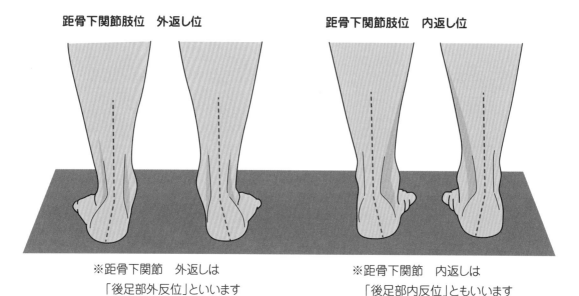

距骨下関節肢位　外返し位

距骨下関節肢位　内返し位

※距骨下関節　外返しは
「後足部外反位」といいます

※距骨下関節　内返しは
「後足部内反位」ともいいます

距骨下関節の関節肢位により、踵骨の接地面が変わることから、靴のかかとのすり減りに距骨下関節が影響することがわかります。靴のかかとの内側がすり減っている場合は、常日頃より距骨下関節は外返し位に、外側がすり減っている場合は、内返し位の状態にあると考えられます。

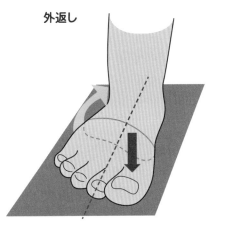

外返し

距骨下関節が外返し運動すると、
母趾側の荷重圧が高まります

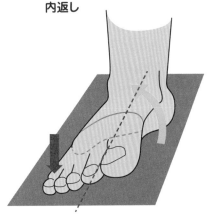

内返し

距骨下関節が内返し運動すると、
小趾側の荷重圧が高まります

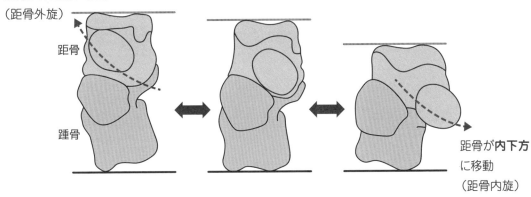

距骨が**外上方**に移動
（距骨外旋）

距骨

踵骨

距骨が**内下方**
に移動
（距骨内旋）

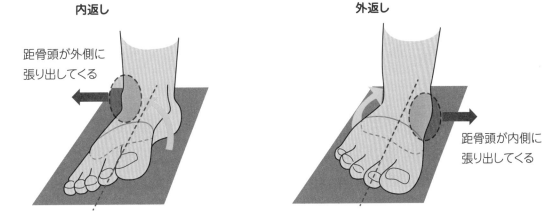

内返し

距骨頭が外側に
張り出してくる

外返し

距骨頭が内側に
張り出してくる

距骨下関節で関節運動が生じると、距骨の移動が生じます。距骨下関節が外返し
運動をすると、距骨は内下方に移動し、内くるぶしの下側が張り出した状態になりま
す。距骨下関節が内返し運動をすると、距骨は外上方に移動し、外くるぶしの前側
が張り出した状態になります。

距骨下関節の外返し運動と扁平足との関係

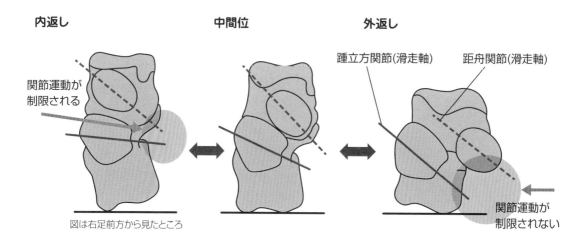

内返し　　　　　　中間位　　　　　　外返し

関節運動が
制限される

踵立方関節(滑走軸)　　距舟関節(滑走軸)

関節運動が
制限されない

図は右足前方から見たところ

距骨下関節関節肢位	内返し	中間位	外返し
2つの関節滑走軸	交差	ニュートラル	平行
ショパール関節の可動性	低下	ニュートラル	増大
足の剛性	高い(固い)	ニュートラル	低い(柔らかい)

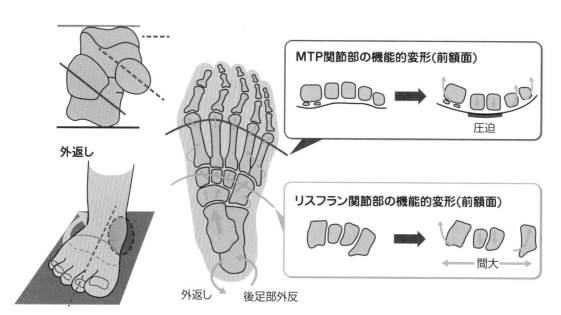

外返し

MTP関節部の機能的変形(前額面)

圧迫

リスフラン関節部の機能的変形(前額面)

間大

外返し　　　後足部外反

『改訂第2版　関節機能解剖学に基づく整形外科運動療法ナビゲーション　下肢』より

内側縦アーチを支える後脛骨筋の機能が障害されると(後脛骨筋機能不全症=
PTTD)、後足部の外反、距骨頭の内下方への移動が生じ、ドミノ倒しのように足の
アーチが崩れます。アーチの崩れた足を後方から観察すると、小趾側の足趾が多く
観察されます(=too me toes sign)。

STEP UP! 距骨下関節で生じる、脚長差

距骨下関節は、足の長さに影響を及ぼします。距骨下関節の外返し運動時と内返し運動時の床面から距骨までの高さを見比べて下さい。すると、外返し運動時に比べ、内返し運動時の方が距骨と床面との高さが大きくなっているのがわかります。

　左右の足の距骨下関節の状態に違いがあれば、わずか数mmという差ですが、足の長さが左右で違うことになります。この距骨下関節でのわずかな脚長差の存在が、骨盤の傾斜や背骨の傾きなどを生み、特定の筋や関節に負担がかかる場合も少なくありません。

　背部から観察した際の後足部の形や圧のかかり方に左右差がある場合は、足の長さに違いが生じている可能性があるので注意しましょう。

床面から距骨関節面までの高さに
左右の足で違いが生じると、骨盤が
水平位を保てなくなり、からだがゆ
がむ原因となります

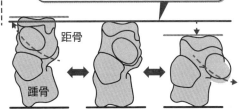

図は右足前方から見たところ

内返し位　　　　　　　　外返し位

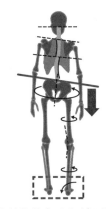

からだの非対称性（＝からだのゆがみ）の原因の
一つに、距骨下関節の状態に左右差が存在する
ことが影響している可能性が考えられます。

まとめ

①足のかかとには距骨下関節という関節がある。
②距骨下関節は足の剛性を変化できる関節である。
③距骨下関節が内返し運動をすると、足の剛性が高まる。
④距骨下関節が外返し運動をすると、足の剛性は低くなる。
⑤靴のかかとは距骨下関節の外返し運動を制限するために、丈夫な方が望ましい。

外反母趾の成り立ち

外反母趾を予防するために

➕ 予防のために、外反母趾を知る

外反母趾は、見た目もさることながら、母趾の機能が低下し、さらにMTP関節に痛みが出る場合もあるため、あまり望ましい状態とはいえません。外反母趾を予防するためは、外反母趾の成り立ちを正しく知ることが重要です。

➕ 外反母趾の成り立ち

外反母趾は、大きく3つのステップで進みます。まず、母趾の**MTP関節**という関節にトラブルが起こります。この関節の内側を支える関節包、靭帯が損傷し、母趾が**外反**しやすくなります。

次に、**第1足根中足関節**部分で第一中足骨の位置が変位し、第一中足骨頭が内側に大きく張り出します（内反）。第1中足骨が内反した結果、母趾に付着する腱が外側に移動し、母趾に対する外反作用が強くなります。こうして外反母趾が進行します。
の成り立ちを正しく知ることが重要です。

➕ どうすれば外反母趾を防げるのか

外反母趾を防ぐためには、まずMTP関節に負担をかけないことが大切です。そのため、靴の先端が極端に細い靴を履くのは望ましくありません。

それから、前述した第1中足骨の内反変形を止めることも重要です。この第1中足骨の内反変形を止める役割をするのが、靴の**甲押さえ**であり、中足部の固定です。甲押さえの長さと固定力がしっかりした靴を履くことが、外反母趾を防ぐためにとても有効な手段となります。

➕ 外反母趾と姿勢との関係

前傾姿勢になると足趾への体重負荷が増すため、背筋を伸ばして、前傾姿勢にならないようにすることも大切です。姿勢を正すことと、胸をしっかり広げることが、外反母趾の予防にとても有効な方法となります。

外反母趾の成り立ち

STEP1

母趾MTP関節内側支持組織の破綻

STEP3

第1中足骨が回内に伴い、内側種子骨は外側に変位する。内側種子骨に付着する母趾外転筋の停止部が底側に移動し、母趾を外転する力が低下する。その結果、母趾の内転が進み、外反母趾が進行する。

STEP2

第1足根中足関節部で第1中足骨が回内、内反する

『運動器疾患の「なぜ?」がわかる臨床解剖学』より

母趾に付着する筋腱の位置変化

基節骨の外反・回内変形がさらに進行する

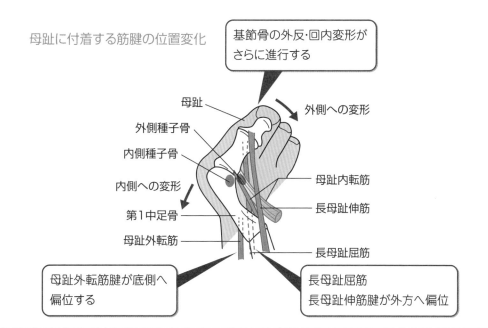

外側への変形

母趾
外側種子骨
内側種子骨
内側への変形
第1中足骨
母趾外転筋

母趾内転筋
長母趾伸筋
長母趾屈筋

母趾外転筋腱が底側へ偏位する

長母趾屈筋長母趾伸筋腱が外方へ偏位

外反母趾になると、母趾に付着する筋腱の走行が変化します。この結果、母趾に付着する筋腱の作用が、外反母趾変形を助長する方向に作用します。そのため、外反母趾の方に足のゆびを動かす運動を安易に行うと、外反母趾変形が悪化する可能性があるため注意が必要です。

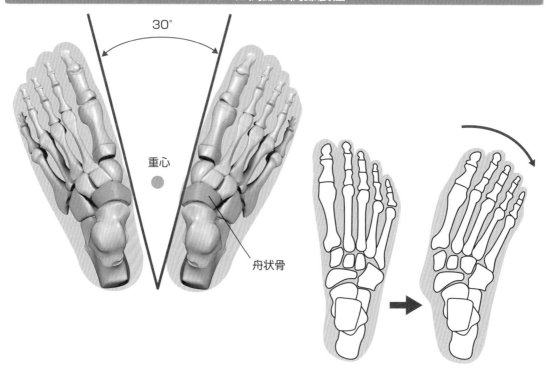

30°

重心

舟状骨

前足部、中足部の外転
（ショーパール関節外転位）

通常、足のつま先は膝に対して少し外側を向いています。扁平足になると、前足部と中足部が外転位となり、つま先がより外側を向いた状態になります。
この状態を**ショーパール関節外転位**といいます（＝too me toes sign）。

外反母趾に適した靴

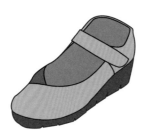
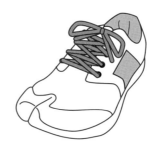

外反母趾は、第1足根中足骨関節部分の変形により進行します。そのため、上記左側の靴のように、MTP関節部分だけをケアし、甲押さえが短く、中足部の固定が不十分な靴よりも、右側の靴のように、前足部の形状が工夫され、さらに甲押さえが十分あり、中足部の固定が可能な靴の方が外反母趾の変形防止に有効と考えられます。

HV角に要注意

　HV角とは、外反母趾の状態を示す代表的な角度をいいます。第1中足骨の骨軸と母趾基節骨との骨軸とのなす角度のことで、母趾の外反変形の程度を示します。基準値は10〜15°、20°以上で外反母趾と診断します。

　外反変形の程度は、HV角の大きさにより、軽度（20°≦HV角＜30°）、中等度（30°≦HV角＜40°）、重度（40°≦HV角）の3つに分類されます。HV角が30°を超えると、第2趾の下に母趾が入り込み、足幅が10mm以上拡がり、靴のサイズに足が合わない場合が増えると考えられています。

　簡単なチェック法として、鉛筆を使うチェックがあります。鉛筆1本の先端は約15°、2本で約30°となります。足の内側を壁（まっすぐな定規でもOK）に当てて、母趾と壁との間に鉛筆が2本以上入ると要注意ということになります。外反母趾のクライアントを担当する際は、ぜひHV角の状態に注目しましょう。

正常　　　　　　　　外反母趾

HV角

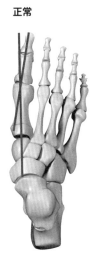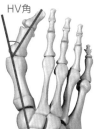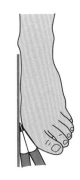

基準値は10〜15度、20度以上で外反母趾と診断します。　　　鉛筆2本は要注意

まとめ

①外反母趾は大きく3つのステップで進行する。
②外反母趾の予防には、母趾のMTP関節に負担をかけないことが大切。
③靴の甲押さえの長さと固定力は、第1中足骨の内反を予防するのに重要。
④背筋を伸ばし、前傾姿勢にならないことも外反母趾の予防につながる。

4 10 足趾の役割

なぜ、足趾が近年注目されるのか?

⊕ 2つある、足趾の役割

　近年、こどもや高齢者の足趾の機能低下が注目され、さまざまなメディアでケアが紹介されています。クライアントから足趾に関する相談を受けた際に自信をもって返答するためにも、足趾に関する理解を深めましょう。

⊕ 足趾の役割

　足趾には、大きく2つの役割があります。一つは、**地面をつかむ**という役割です。これは、手の指先を立てる(ひっかける)イメージですね。足趾で地面をつかむことで、からだを前方に推進させたり、からだが後ろに倒れそうなときに姿勢を安定させます。

　もう一つは、**地面を押す**という役割です。これは、手の指をパーにするイメージです。足趾を目いっぱい拡げ、地面を押し、踏ん張る。からだを支えて安定させるのに、この地面を押す役割がとても大切になります。

⊕ 筋肉の付着部位の違い

　「地面をつかむ」ときに主に使用する筋肉と、「地面を押す」ときに主に使用する筋肉は、それぞれ付着部位が異なります。地面をつかむ筋肉は、大部分がふくらはぎの裏側に存在するのに対し、地面を押す筋肉は**足の裏側**に大部分あります。地面をつかむ筋肉を外在筋、地面を押す筋肉を内在筋といいます。

足のゆびの役割

「地面を押す」役割

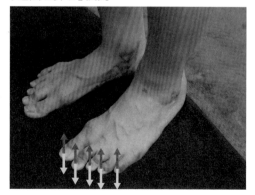

・主に足の内在筋を使用
・垂直分力の床反力を生成(体重を支持する力)

「地面をつかむ」役割

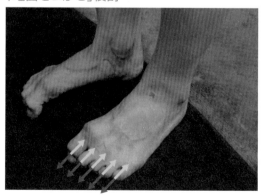

← 足趾運動により生じた力　← 床反力

・主に足の外在筋を使用
・前後分力の床反力を生成(体重を推進させる力)

足の姿勢制御

前方への身体重心移動の制御

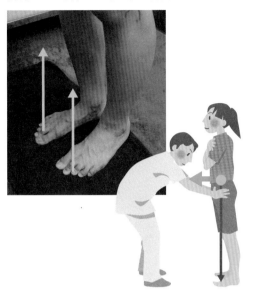

後方への身体重心移動の制御

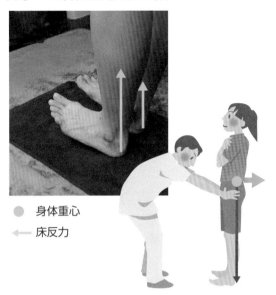

● 身体重心
← 床反力

①足趾を伸ばす（前方への支持基底面の拡大）
②足趾で地面を押す（床反力の生成）

①足関節を背屈する（踵骨を接地させる）
　（＝後方への支持基底面の拡大）
②踵骨で地面を押す（床反力の生成）

足のゆびや足の関節をうまく動かすことで、ひとは重心移動を制御し、転倒しないようにバランスを保っています。足のゆびの機能が低下したり、足の関節の柔軟性が損なわれると、足でバランスがうまく取れなくなり、転倒の危険性が高まります。

地面を押す筋肉が発達すると、扁平足になる？

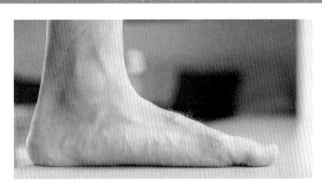

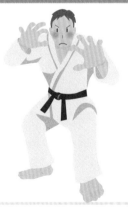

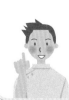

地面を押す筋肉は足の裏に多く付着しています。足の裏の筋肉が発達すると、足のアーチが無い、まるで扁平足のような足にみえます。しかし、見た目に足のアーチが見えなくても、レントゲンを撮るとはっきり足のアーチが確認できます。地面を押す機会が多いことで、足の裏の筋肉が過剰に発達した結果と考えられます。このような足は、柔道や相撲、ラグビーなどの選手に多く見られます。

外在筋

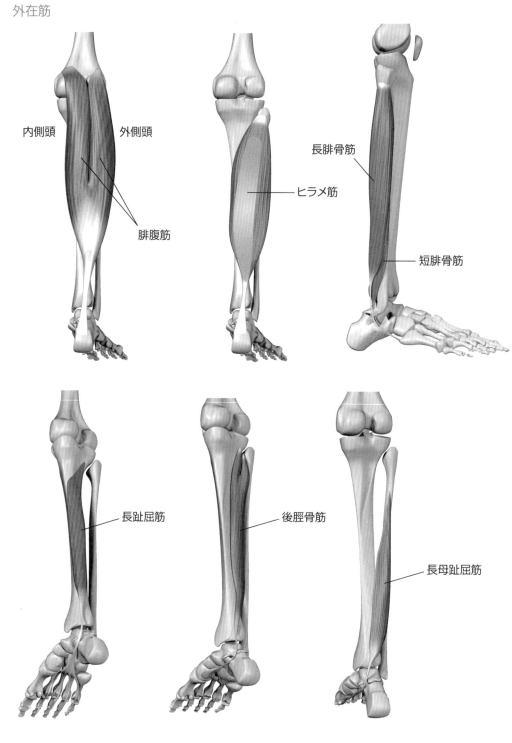

内側頭

外側頭

腓腹筋

ヒラメ筋

長腓骨筋

短腓骨筋

長趾屈筋

後脛骨筋

長母趾屈筋

足の外在筋には、下腿後面、表層にある、長腓骨筋、短腓骨筋、下腿三頭筋（腓腹筋、ヒラメ筋）。下腿前面、深層にある、後脛骨筋、長母趾屈筋、長趾屈筋。下腿前面にある前脛骨筋、長母趾伸筋、長趾伸筋があります。

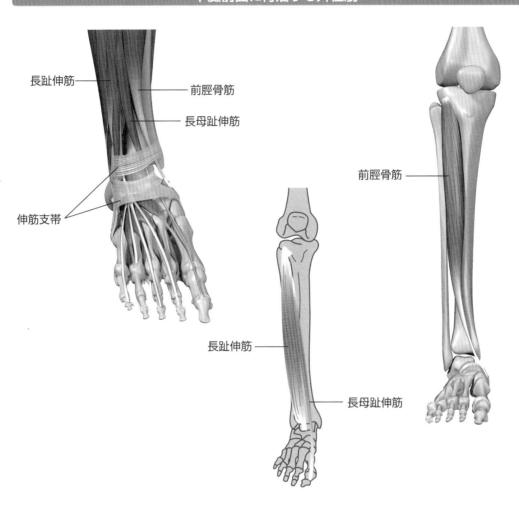

長趾伸筋

前脛骨筋

長母趾伸筋

伸筋支帯

前脛骨筋

長趾伸筋

長母趾伸筋

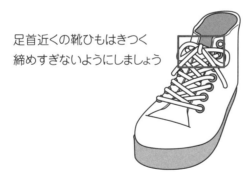

足首近くの靴ひもはきつく
締めすぎないようにしましょう

足のゆびを伸ばしたり、つま先を上に持ち上げる作用があるこれらの筋肉は、**伸筋支帯**（しんきんしたい）と呼ばれる組織で固定されます。足のゆびを伸ばしたり、つま先を上に持ち上げる際には、足の筋肉の腱に引っ張られ、伸筋支帯が持ち上がることがわかっています。足首近くの靴ひもをきつく締めすぎると、伸筋支帯の持ち上がりが制限され、足のゆびが伸ばしにくくなったり、つま先が上がりにくくなったりします。

内在筋

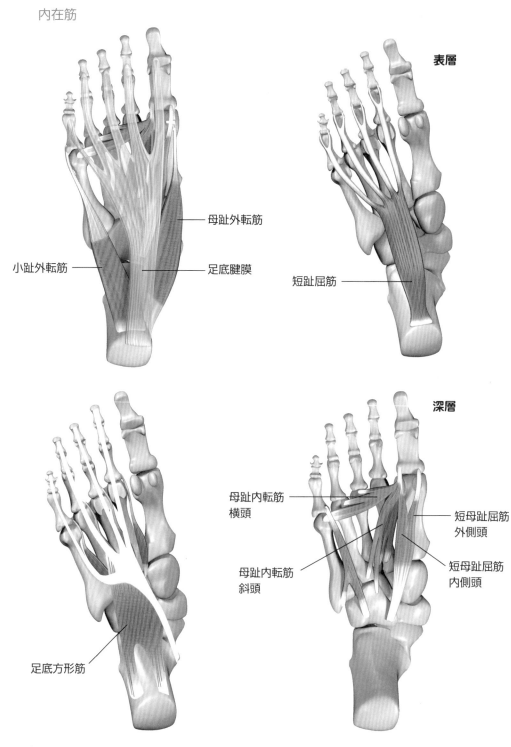

表層

母趾外転筋

小趾外転筋

足底腱膜

短趾屈筋

深層

母趾内転筋
横頭

母趾内転筋
斜頭

短母趾屈筋
外側頭

短母趾屈筋
内側頭

足底方形筋

足の内在筋には、表層に母趾外転筋と小趾外転筋、短趾屈筋があります。深層には足底方形筋があり、さらに深部には母趾内転筋や短母趾屈筋などの筋肉があります。

内在筋と外在筋

　内在筋が働きやすい関節肢位のことを**イントリンシックプラス肢位**といい、外在筋が働きやすい関節肢位を**イントリンシックマイナス肢位**といいます。足趾の筋肉をトレーニングする際は、内在筋と外在筋の役割と働きやすい関節肢位を理解した上で行うことが大切です。

イントリンシック・プラス

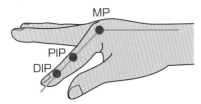

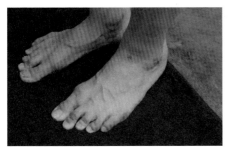

地面を押す筋肉（内在筋）が働きやすい関節肢位

イントリンシック・マイナス

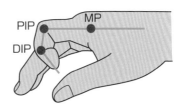

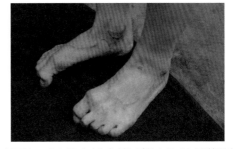

地面をつかむ筋肉（外在筋）が働きやすい関節肢位

　足趾を伸ばした状態で地面を押すと、足部内在筋の収縮により縦アーチが挙上し、足長が短くなります。この運動は「ショートフットエクササイズ」とよばれ、足趾の変形を助長せずに足部内在筋をトレーニングできることから、外反母趾や扁平足の方に効果的なトレーニングとして注目されています。

まとめ

①足のゆびには「地面をつかむ役割」と「地面を押す役割」がある。
②地面をつかむ役割を担う筋肉は、ふくらはぎに多くある。
③地面を押す役割を担う筋肉は、足の裏側に多くある。
④足のゆびの筋肉が働くには、足のゆびの関節の柔軟性が必要。

4 足の解剖学と関節運動学

MP PIP DIP

4-11 足の魚拓、フットプリント

足の機能を反映する重要な情報源

➕ フットプリントで見える世界

フットプリントという言葉に聞き覚えがないインストラクターも多いと思います。フットプリントとは、いわば足の魚拓のようなもので、専用のシートの上に立ち、足の足底の形と圧の分布を紙に転写したものです。フットプリントに映し出された足の形状を観察することで、足の機能を推察することができます。とても重要な情報源ですので、ぜひこの機会に観察のポイントを理解しましょう。

➕ フットプリントの観察ポイント

❶前足部と後足部の荷重配分は適切か？

前足部は体重の1/3がかかり、後足部には体重の2/3がかかるといわれています。そのため、前足部も後足部にも色が付き、かかとの方が色が濃い状態が理想的です。かかとばかり、あるいはつま先ばかりが黒くなっているのは理想的ではありません。

❷足のアーチは崩れていないか？

アーチの形状が正常に保たれている場合、右上図のような、きれいな足の形が転写されます。かかと部分の内側が張り出していると、扁平足の傾向がみられていると考えられます。また、前足部と後足部とが分断された状態にあると、アーチが高いハイアーチの足と考えます。いずれも理想的な状態ではありません。

❸足趾は5本きちんと映っているか？

足の状態が健康的であれば、足趾はきちんと5本揃って紙に転写されます。しかし、ひとによっては、3本だけとか、場合によっては1本も足趾が紙に転写されない場合もあります。足趾が映っていないということは、足趾が上手く機能できていない可能性があるため、転倒の危険性が高いと考えられます。

また、左右の色の濃さに差があると、**荷重配分の左右差**の存在を疑います。そのほか、からだに痛みがある場合や、関節が正常に動かない状態にある場合は、フットプリントの画像の解釈が上記の解釈と異なる場合もあります。

一般的には上記3つの見方で概ね問題ありません。しかし、足やからだにトラブルを抱えたクライアントや、高齢のクライアントがインソールの作成を希望し、作成を検討した場合は、いずれも医師や理学療法士、義肢装具士などの専門家に相談するように伝えましょう。

健康的な足のフットプリント

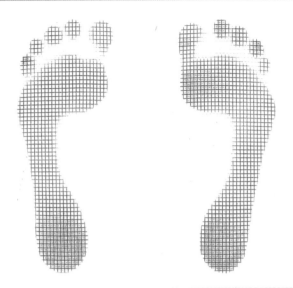

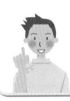
上記は、健康的な足のフットプリントです。濃淡が局所的に濃い部分がみられず、前足部も後足部にもしっかり色が付いています。前足部と後足部の濃淡を見比べると、後足部の方が若干色が濃い状態にあります。これは、適切な荷重配分の結果と考えられます。足の形もきれいで、内側の縦アーチが確認できます。足のゆびも5本しっかりと映っています。

横アーチ低下足のフットプリント

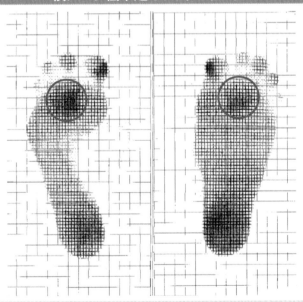

赤丸で示している部分は、第2、第3中足骨頭部分に該当します。この部分が黒く濃く映ると、前足部の横アーチが低下している可能性が考えられます。足全体の扁平化が今後進行する危険性があります。現に、右側は左側と比べ、扁平足の状態になっています。

後足部外反（距骨下関節は外返し位）足のフットプリント

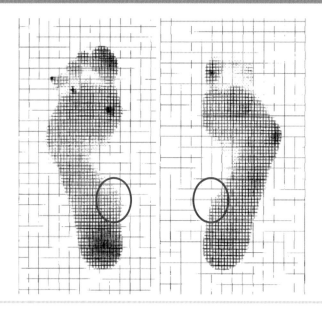

赤丸で示している部分に黒い陰影がつくと、後足部が外反位（距骨下関節は外返し位）の状態になっている可能性が考えられます。この部分に色がつくのは、距骨の内下方の移動が生じているためと思われます。足全体の扁平化が今後進行する危険性があります。

扁平足のフットプリント

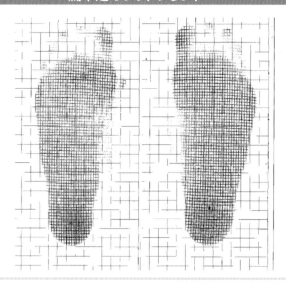

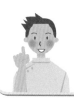
扁平足は関節弛緩性が高いため、筋、筋腱により関節の安定を図る必要があります。そのため、ふくらはぎや足の裏の筋肉が疲れやすく、足が柔らかいために強い力で地面を蹴れないというデメリットがあります。しかし、衝撃を吸収する能力が高いというメリットもあります。そのため、膝や腰が悪いご年配の方の中には、あえて足を扁平足に近づけ、関節への負担を軽減させていると思われる状態の足の方もいます。

ハイアーチ足は、関節を壊しやすい？

アーチが極端に高い足を**ハイアーチ足**といいます。ハイアーチ足は、足のアーチの柔軟性が極端に低い状態にあり、衝撃吸収能力が低いと考えられます。そのため、ランニングやジャンプ系のスポーツをした際に膝や腰の関節を痛めやすいという問題が生じやすくなります。

アーチは高ければ高いほど良いというわけではありません。足のアーチで大切なことは、形状に加え、アーチに動きがあることです。扁平足の状態のままアーチに動きがない場合も、ハイアーチの状態のままアーチに動きがない場合も、いずれの状態も望ましい状態とはいえません。ハイアーチとローアーチ、どちらの状態にもなれる足が健康的で望ましい足であることをしっかり覚えておきましょう。

凹足(ハイアーチ足)のフットプリント

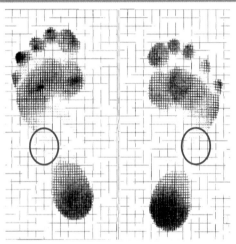

赤丸で示している部分は、本来であれば陰影が映るはずです。しかし、外側のアーチが高すぎるため陰影が映っていません。ハイアーチ足は関節弛緩性が低く、衝撃を吸収する能力が低いため、関節への負担が高いというデメリットがあります。

まとめ

①足の形や圧の分布状態を計測するツールにフットプリントという装置がある。
②フットプリントでは、足の形や圧の分布状況を観察する。
③左右の色の濃さの違いは、荷重配分の左右差の存在を示唆する。
④高齢の方やからだにトラブルがある場合は、慎重な解釈が必要となる。

索 引

MEMO

参考・引用文献

● 『教科書にはない敏腕PTのテクニック　臨床実践　足部・足関節の理学療法』
橋本雅至、株式会社文光堂

● 『改訂第2版　関節機能解剖学に基づく整形外科運動療法ナビゲーション　下
肢』整形外科リハビリテーション学会、株式会社メジカルビュー

● 『第2版　腰痛・下肢痛のための靴選びガイド－からだにあった正しい靴を履い
ていますか？』田中尚喜、日本医事新法社

● 『理学療法士のための足と靴のみかた』坂口顕、株式会社文光堂

● 『関節可動域制限　第2版　―病態の理解と治療の考え方―』沖田実、株式会社
三輪書店

● 『新・足のクリニック－教科書に書けなかった診療のコツ－』井口傑、株式会社
南江堂

● 『足の健康と靴のしおり（改訂版）』公益財団法人日本学校保健会

● 『運動器疾患の「なぜ？」がわかる臨床解剖学』工藤慎太郎、株式会社医学書院

● 『第8版　標準整形外科学』鳥巣岳彦　他、株式会社医学書院

● 『足部形態の発育と手足の機能分化の検討』荒木智子、鳥居俊、理学療法―臨床・
研究・教育　14：34-41、2007

おわりに

　本書を作成するのにあたり、実は一つのテーマがありました。それは「物事を多面的にみることの大切さを伝えること」です。

　1-8節では、近年TVや書籍で紹介される「足趾を上向きに反る」アプローチについて、足趾の可動性を高める重要性と、足の血管と神経に対するリスクの存在を交えながら、多面的に解説しました。また第4章では、外反母趾変形や扁平足の成り立ちやトレーニングの注意点について、さまざまな視点から解説しました。

　多面的な解説を試みた結果、本文の情報量が増え、読者の皆様には少しご負担になったかもしれません。一つの側面からみた解説であれば、情報量も少なく、もっと読みやすい書物になったかもしれません。しかし、情報量が増えても、多面的に解説することで、物事を多面的にみることの大切さを伝えるべきと、私は考えました。

　なぜなら、私たちには、「単純な因果関係を信じ込みやすい」という、ある種の思考癖があるからです。（※私たちが「単純な因果関係を信じ込みやすい」という特徴は、現在、流行しているコロナウィルスにまつわる様々な情報により、社会が混乱している状況からもわかります。）

　そしてメディアは、その思考癖の存在をよく理解しています。そのため、メディアからきわめて単純化されたロジックの情報が発信されることも少なくありません。情報があふれかえり、誰もが簡単に情報に触れることができる現代だからこそ、からだの健康にたずさわるインストラクター、トレーナー、セラピストとよばれる方々には、情報を正しく取捨選択し、物事を多面的にみる姿勢が求められます。

　そもそも、医療の世界に「絶対」と言い切れる現象は一つも存在しません。ひとのからだと健康はとても複雑で奥深く、そしてまだまだ未知の世界なのです。本書を通じ、物事を多面的に見ることの大切さを感じ取っていただけますと幸いです。

　最後になりますが、大変お忙しい中、本書を監修いただきました医療法人緑陽会コマチクリニック院長、新井圭三先生に深く感謝いたします。また、私の臨床家としての考え方に多大な影響を与えていただきました、四条畷学園短期大学在学時代の恩師先生方にも、深謝いたします。先生方の教えがあり、本書を上梓することができました。

　例のごとく執筆がなかなか進まない中、辛抱強くお待ちいただき親身にサポートして下さいました秀和システムのスタッフ皆様、資料用の映像撮影にご協力下さいました全ての皆様（そして、子供たち）へ、心から御礼申し上げます。

2020年3月　　　　　　　　　　　　　　　　理学療法士　永木和載

著者紹介

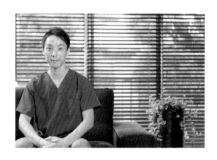

永木 和載 (ながき とものり)

理学療法士／株式会社リライト　代表取締役

株式会社プレジール ………………………… 学術顧問
株式会社オリエンタルメディスン ………… 学術顧問
株式会社フリーステーション …………… 運営企画長
株式会社誠鋼社 …………… テクニカルアドバイザー
一般社団法人メディカルタイチ協会 …………… 講師

　2005年3月、四條畷学園短期大学（現在「四條畷学園大学」）リハビリテーション学部 理学療法学科卒業。同年4月、理学療法士免許取得。病院にて回復期、慢性期医療における高齢者へのリハビリテーションを経験。2008年より訪問看護ステーションに勤務、在宅生活を支援する訪問リハビリ業務を経験、在宅医療における医療介護連携の重要性を学ぶ。

　2011年より、医療、介護専門職、インストラクター等を対象とした講演活動を開始。現在は、訪問看護ステーションにて在宅医療現場に携わる傍ら、複数の企業と連携し健康商品（寝具、フットケアアイテム、EMS機器等）の監修・開発支援、超音波画像観察装置（エコー）の教育支援等を行っている。

【HP・ブログ】

HP：「永木和載 オンライン」(http://nagaki.online/)
ブログ：「からだのホント？.com」(http://karadano-honto.hateblo.jp/about)
youtube：「Future Technix」
　運動器エコーをテーマとした動画を多数配信中　　　詳細はこちら→

【著書】

『よくわかる首・肩関節の動きとしくみ』秀和システム
『よくわかる腰・腰椎の動きとしくみ』秀和システム
『看護の現場ですぐに役立つ整形外科ケアの基本』秀和システム
『リハージュ創刊号　介護現場におけるリハ職のリスクマネジメント』QOLサービス

監修者紹介

新井 圭三 （あらい けいぞう）

医師／医療法人緑陽会　コマチクリニック　院長

1935年（昭和10）7月4日生
日本整形外科学会専門医
日本靴医学会会員
日体協スポーツドクター
日本医師会健康スポーツ医

元日本陸上競技連盟普及委員会（指導者育成部委員、研究調査部委員）
元群馬スポーツサイエンス研究会会長
元日本リハビリテーション学会員
元日本運動器学会員

■イラスト
　加賀谷　育子

■CGイラスト
　佐藤　眞一（3D人体動画制作センター）

■映像協力
　浅若　志保
　村上　真一
　株式会社　誠鋼社

■カバー
　mammoth.

運動指導・セラピーの現場ですぐに役立つ
足部・足関節のキホンとケア

発行日　2020年　3月25日　　　　第1版第1刷

著　者　永木　和載

監　修　新井　圭三

発行者　斉藤　和邦
発行所　株式会社　秀和システム
　　　　〒135-0016
　　　　東京都江東区東陽2-4-2　新宮ビル2F
　　　　Tel 03-6264-3105（販売）Fax 03-6264-3094

印刷所　図書印刷株式会社　　　　　　Printed in Japan

ISBN978-4-7980-5869-6 C2047